Besma HAMDI
Nouha Boubaker
Sabrine Louhaichi

Pneumopatia por COVID-19

Besma HAMDI
Nouha Boubaker
Sabrine Louhaichi

Pneumopatia por COVID-19

Factores preditivos de mau prognóstico

ScienciaScripts

Cover image: www.ingimage.com

This book is a translation from the original published under ISBN 978-620-6-72352-3.

Publisher:
Sciencia Scripts
is a trademark of
Dodo Books Indian Ocean Ltd. and OmniScriptum S.R.L publishing group

120 High Road, East Finchley, London, N2 9ED, United Kingdom
Str. Armeneasca 28/1, office 1, Chisinau MD-2012, Republic of Moldova, Europe
Printed at: see last page
ISBN: 978-620-8-26791-9

ÍNDICE DE CONTEÚDOS

INTRODUÇÃO

O coronavírus 2019 (COVID-19) é uma doença emergente causada pelo coronavírus 2 da síndrome respiratória aguda grave (SARS-CoV-2) [1]. Começou em Wuhan, na China, em dezembro de 2019, e propagou-se rapidamente até se tornar uma pandemia mundial em março de 2020. Mais de 450 milhões de casos de COVID-19 foram notificados pela Organização Mundial de Saúde desde o início da pandemia [2].

A COVID-19 afecta principalmente o trato respiratório, com um amplo espetro de expressão clínica. Embora a maioria dos casos seja ligeira, até 20% dos doentes desenvolvem formas graves da doença, incluindo síndrome de dificuldade respiratória aguda, insuficiência multivisceral e mesmo a morte.

O curso da doença pode ser marcado por uma série de complicações, não apenas respiratórias, mas também trombóticas, cardíacas, neurológicas, inflamatórias e outras [3,4].

Estas formas graves são explicadas pelas lesões tecidulares induzidas diretamente pelo SARS-CoV-2 e pelas induzidas pela resposta inflamatória do hospedeiro. De facto, o SARS-CoV-2 leva a uma resposta inflamatória prolongada e excessiva correspondente à tempestade de citocinas que causa lesões alveolares graves [5].

Em vários países, os picos da epidemia geraram uma grande procura de camas hospitalares, principalmente nas unidades de cuidados intensivos, e uma escassez de material médico, nomeadamente de equipamento de proteção individual.

Na Tunísia, até 25 de abril de 2021, 6,62% dos doentes com COVID-19 tinham sido hospitalizados, incluindo 19% em unidades de cuidados intensivos, com uma taxa de mortalidade global de cerca de 3,5%[6].

Consequentemente, a deteção precoce de doentes em risco de agravamento a curto prazo é de grande importância, tanto para o seu tratamento precoce e adequado, como para uma melhor utilização dos recursos médicos limitados.

Neste contexto, estudos realizados inicialmente na China e, mais recentemente, na Europa e nos Estados Unidos, procuraram identificar factores precoces no mau desfecho de doentes com pneumonia por SARS-CoV-2, com base em critérios clínicos, radiológicos e biológicos. Estes factores diferiram de acordo com as populações estudadas. [4,7-9]

O objetivo do nosso estudo foi investigar as caraterísticas epidemiológicas, clínicas, biológicas e radiológicas da pneumonia por SARS-CoV-2 em doentes internados num serviço de medicina respiratória e identificar factores preditivos de um desfecho desfavorável a curto prazo.

MÉTODOS

1. Tipo de estudo :

Trata-se de um estudo retrospetivo e descritivo que inclui os doentes hospitalizados no Serviço de Pneumologia B do Hospital Abderrahmane Mami para tratamento da pneumonia por SARS-CoV-2 entre outubro de 2020 e abril de 2021.

2. População do estudo :

2.1. Critérios de inclusão :

Todos os doentes admitidos no Serviço de Pneumologia B do Hospital Abderrahmane Mami para tratamento de pneumonia por SARS-CoV-2 confirmada por reação em cadeia da polimerase com transcrição reversa (RT-PCR) foram incluídos neste estudo.

2.2. O estudo não incluiu :

- Doentes que não necessitaram de oxigenoterapia durante o internamento
- Doentes transferidos para o serviço após uma estadia na unidade de cuidados intensivos

2.3. O estudo não incluiu :

- Doentes com condições respiratórias ou hemodinâmicas instáveis na admissão, que exijam transferência imediata para a unidade de cuidados intensivos
- Doentes readmitidos no nosso serviço por agravamento secundário após a alta.

3. Metodologia do estudo :

3.1. Recolha de dados :

Para cada paciente, registámos dados epidemiológicos, clínicos, radiológicos, terapêuticos e evolutivos.

Foram recolhidos os seguintes parâmetros:

3.1.1. Parâmetros epidemiológicos :

✓ Idade

✓ Sexo

✓ Hábitos: fumar

✓ História médica e cirúrgica

3.1.2. Parâmetros clínicos :

✓ Sinais funcionais respiratórios e extra-respiratórios: tosse, dispneia, hemoptise, dor torácica, sinais digestivos (diarreia, vómitos), sinais do ouvido, nariz e garganta (ORL) (anosmia, agueusia, odinofagia), sinais neurológicos ....

✓ Sinais gerais: febre, astenia, anorexia, etc.

✓ Exame físico: peso, altura, índice de massa corporal (IMC) (Anexo 1), temperatura, frequência respiratória (FR), saturação periférica de oxigénio (SpO2), auscultação pulmonar, pressão arterial, pulso.

Também especificámos para os nossos pacientes:

✓ A data de início dos sintomas

✓ O período de consulta

✓ Tratamentos efectuados antes da hospitalização (antibióticos, corticosteróides, etc.)

✓ Duração total do internamento hospitalar

3.1.3. Parâmetros paraclínicos :

A- Análises bioquímicas e hematológicas :

Os testes bioquímicos e hematológicos incluíram hemograma, ureia e creatinina séricas, ionograma sanguíneo, glicemia, função hepática (transaminases, fosfatases alcalinas, gama glutamil transpeptidase), proteína C-reactiva (PCR), creatina fosfoquinase (CPK), lactato desidrogenase (LDH), dímeros D. A anemia foi definida como hemoglobina <12 g/dl, hiperleucocitose como glóbulos brancos >10.000 El/mm^3, polinucleose neutrofílica como neutrófilos (PNN) >7500/mm^3, linfopenia como linfócitos <1500 El/mm^3, trombocitopenia como plaquetas <150.000/mm^3.Os limites superiores para a PCR, a aspartato aminotransferase (ASAT), a alanina aminotransferase (ALAT) e a CPK foram fixados em: 20 mg/L, 30 UI/L, 35 UI/L e 195 UI/L, respetivamente.

B- Amostras microbiológicas :

Todos os doentes foram submetidos a uma colheita de zaragatoa nasofaríngea antes da hospitalização ou aquando da admissão. A zaragatoa foi enviada para ser testada para o SARS-CoV-2 por RT-PCR.

C- Imagiologia torácica :

A maioria dos doentes tinha sido submetida a investigação radiológica, pelo menos através de uma TAC torácica.

Foram registados os seguintes dados:

-Tipo de lesões parenquimatosas: vidro despolido, condensação, pavimentação louca, etc.

-Grau de envolvimento parenquimatoso

-Presença de derrame pleural e/ou pericárdico, pneumotórax ou pneumomediastino

No que respeita ao envolvimento parenquimatoso, utilizámos a escala visual recomendada pela Sociedade Francesa de Radiologia (SFR) e pela Sociedade Europeia de Radiologia para avaliar a extensão das lesões [10], definindo 5 categorias: envolvimento mínimo (10), envolvimento moderado (11-25%), envolvimento significativo (26-50%), envolvimento grave (51-75%) e envolvimento crítico (>75%).

Os doentes que apresentavam sinais de uma complicação foram submetidos a exames imagiológicos adicionais: angioscan torácico, TAC cerebral, TAC abdominal, ultra-sons dos membros inferiores....

3.1.4. Tratamento terapêutico :

A gestão terapêutica baseou-se nas recomendações da Autoridade Nacional Francesa de Avaliação e Acreditação em Saúde (INEAS) na versão de setembro de 2020[11].

A-Oxigenoterapia :

A oxigenoterapia foi fornecida por :

• Cânula nasal (LN) se o fluxo de oxigénio for inferior a 6 litros / minuto

• Máscara de alta concentração (MHC) se o fluxo de oxigénio for de 6 litros / minuto

• Oxigenoterapia nasal de alto fluxo (HFO) ou ventilação não invasiva (VNI) se as necessidades de oxigénio excederem 15 litros.

B-Terapia com corticosteróides :

Foi prescrita terapêutica sistémica com corticosteróides a todos os doentes.

Foi utilizada dexametasona 6mg/dia ou hemisuccinato de hidrocortisona 100mg x 2/d durante um máximo de 10 dias.

C-Anticoagulação :

-Todos os pacientes foram colocados em anticoagulação preventiva de acordo com o peso e o IMC.

► Em doentes com função renal normal :

• IMC < 30: enoxaparina 0,4 ml/d

• IMC 30: enoxaparina 0,4 ml x 2/d

• Peso > 120 kg: enoxaparina 0,6 ml x 2/d

► Na presença de insuficiência renal com depuração da creatinina < 30 ml/mn:

• Heparina sódica 1-2 mg/kg/d ou 100-200 UI/kg/d

• Ou calciparina 5000 UI x 2/d

-Os doentes que apresentavam uma complicação tromboembólica foram colocados em anti-coagulação curativa com base em :

• Enoxaparina 100 UIU/Kg x 2/d, seguida de terapêutica anti-vitamina K (AVK)

• Ou heparina não fraccionada se as heparinas de baixo peso molecular (LMWH) forem contra-indicadas.

3.1.5. Evolução :

Definimos :

• **Um resultado favorável**: resolução completa ou melhoria clinicamente significativa de todos os sinais e sintomas da doença com desmame do oxigénio ou alta com oxigenoterapia domiciliária em doentes com doença respiratória crónica na fase de insuficiência respiratória crónica e em doentes que desenvolveram fibrose pulmonar após a COVID-19.

• **Um resultado desfavorável**: morte ou transferência para uma unidade de cuidados intensivos

-as principais complicações foram :

• Respiratório: síndrome de dificuldade respiratória aguda (SDRA), barotrauma espontâneo como pneumotórax ou pneumomediastino.

• Tromboembólicas: trombose venosa, embolia pulmonar, trombose arterial, micro-embolia disseminada, acidentes vasculares cerebrais isquémicos

• Cardiovascular: miocardite, perturbações do ritmo, insuficiência cardíaca, síndrome coronária aguda

• Insuficiência renal aguda (definida de acordo com as diretrizes KDIGO 2012 como um aumento da creatinina sanguínea de 0,3mg/dl (26,5ymol/l) em 48 horas ou um aumento da creatinina sanguínea de 0,3mg/dl (26,5ymol/l) em 48 horas ou um aumento da creatinina sanguínea de 0,3mg/dl (26,5ymol/l) em 48 horas).1,5 creatinina basal em sete dias e/ou diurese<0,5ml/kg/h em seis horas)

• Rabdomiólise (definida como um nível de CPK superior a 5 vezes o normal)

• Citólise (definida como níveis de transaminases superiores a 5 vezes o normal)

4. Definições de variáveis :

As formas clínicas da pneumonia por SARS-CoV-2 são definidas de acordo com as recomendações do INEAS no apêndice 2 :

✓ Forma assintomática: RT-PCR positivo sem sinais clínicos

✓ Forma menor: Sem pneumonia, tosse seca ligeira, mal-estar, dor de cabeça, dores musculares, anosmia, agueusia, sem dispneia

✓ Forma moderada: Pneumonia sem sinais de gravidade (tosse, dispneia ligeira, FR < 30 ciclos/minuto, SpO2 94%)

✓ Forma grave: Dispneia, FR30 ciclos/minuto e/ou SpO2 < 94% em ar ambiente

✓ Forma crítica: Sofrimento vital, choque, sépsis e/ou falência de órgãos e/ou necessidade de assistência respiratória invasiva ou não invasiva.

A síndroma de dificuldade respiratória aguda (SDRA) é definida de acordo com os critérios de Berlim 2012 no apêndice 3 por[12] :

✓ Insuficiência respiratória aguda nos 7 dias seguintes ao ataque inicial (patologia pulmonar ou extra-pulmonar)

✓ Opacidades pulmonares bilaterais na imagiologia

✓ Edema pulmonar em que o envolvimento hidrostático não é predominante,

✓ Hipoxemia definida por uma relação pressão arterial de oxigénio (PaO2) / fração inspirada de oxigénio (FiO2) de 300 num doente ventilado com uma pressão expiratória positiva (PEP) de 5 cmH2O.

5. Análise estatística :

Os dados foram introduzidos e codificados utilizando o software SPSS Versão 21.

Os dados foram tratados estatisticamente em duas fases: a primeira descritiva e a segunda analítica.

5.1. Estudo descritivo :

• Calculámos frequências simples e frequências relativas (percentagens) para as variáveis qualitativas.

• Calculámos as médias e os desvios-padrão e determinámos os valores extremos para as variáveis quantitativas.

5.2. Estudo analítico :

• Efectuámos uma análise univariada e multivariada, comparando todos os dados recolhidos acima nos doentes com uma evolução desfavorável e nos restantes doentes, a fim de especificar os factores de prognóstico da pneumopatia por SARS-CoV-2.

• **Comparação de médias**: O teste T de Student foi utilizado para comparar as médias de duas amostras independentes. As médias das variáveis categóricas não dicotómicas foram comparadas utilizando oteste ANOVA quando a sua distribuição era normal e o teste não paramétrico de Kruskall-Wallis nos restantes casos.

• **Comparações de percentagens**: As comparações de percentagens foram efectuadas utilizando o teste do qui-quadrado de Pearson. Se este teste não for válido, a comparação foi efectuada utilizando o teste exato bicaudal de Fisher.

• Os factores de risco foram identificados através do cálculo do odds ratio.

• Para identificar os factores de risco independentemente ligados a um mau resultado, realizámos uma análise multivariada utilizando regressão logística binária descendente.

• Em todos os testes estatísticos, o nível de significância foi fixado em 0,05.

6. Considerações éticas :

Declaramos que não existe qualquer conflito de interesses neste trabalho. As considerações éticas foram respeitadas, garantindo o anonimato dos registos dos doentes e a segurança no armazenamento, envio e receção de informações.

7. Pesquisa bibliográfica :

Utilizámos as seguintes palavras-chave COVID 19 - SARS-CoV-2 - Pneumonia viral - gravidade - fator de risco - evolução - prognóstico.

Os principais motores de busca utilizados foram : Pubmed - Science direct - Google Scholar.

As referências foram introduzidas e organizadas através do programa informático ZOTERO.

RESULTADOS

1. Estudo descritivo :

Durante um período de 6 meses, foram selecionados 300 doentes. A distribuição geral dos doentes é apresentada no fluxograma da Figura 1.

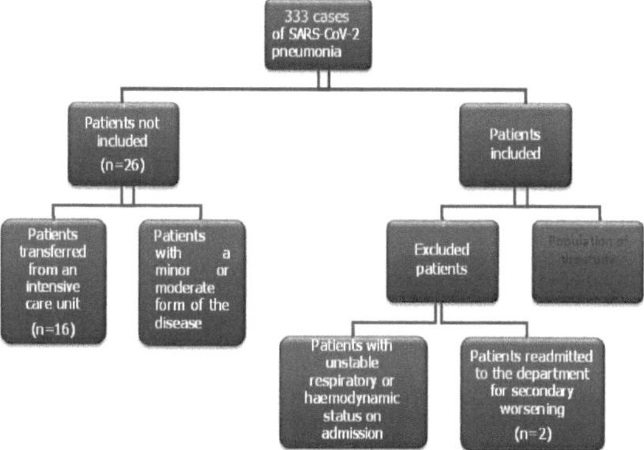

Figura 1: Distribuição geral dos doentes

1.1. Caraterísticas epidemiológicas :

1.1.1. Idade :

A idade mediana dos doentes foi de 65 anos, com extremos que variaram entre os 18 e os 91 anos. A maioria dos doentes tinha idade superior a 60 anos (n=200), representando 66,7% dos casos (**Figura 2**).

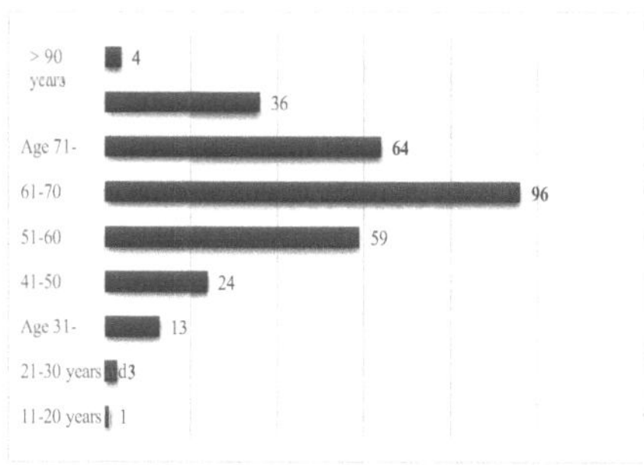

Figura 2: Repartição dos doentes por grupo etário

1.1.2. Género :

Predominaram os homens (n=174; 58%), com um rácio de sexo de 1,38.

1.1.3. Fumar :

Quarenta e quatro por cento dos nossos doentes eram fumadores (n=132). Destes doentes, 43% tinham deixado de fumar antes de serem admitidos no nosso serviço. O estudo dos hábitos tabágicos por sexo revelou que 91,7% dos homens e 8,3% das mulheres fumavam, com uma média de 27 e 10 anos-maço, respetivamente (Figura 3).

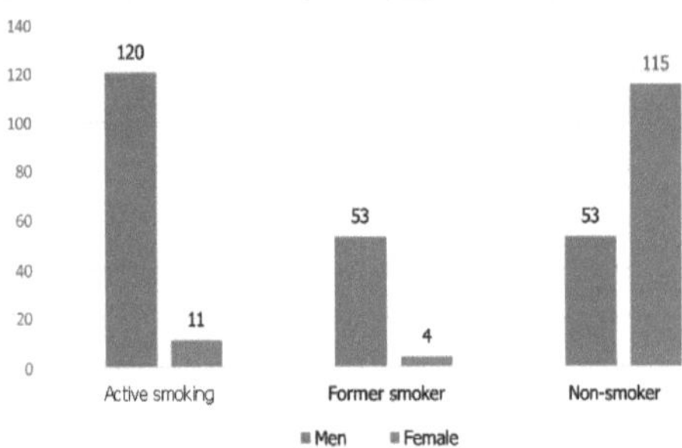

Figura 3: Repartição dos doentes por sexo e estatuto de fumador

1.1.4. Comorbilidades :

A maioria dos nossos doentes apresentava pelo menos uma comorbilidade (n=241; 80,3%). **A Tabela I** ilustra as diferentes comorbilidades presentes nos nossos doentes. **Tabela I:** Prevalência de comorbilidades

Medical conditions and medical history	Number of patients (n)	Percentage (%)
Cardiovascular diseases	**199**	**66,3**
HTA	136	45,3
Coronary artery disease	36	12
ACFA	18	6
CMD	9	3
Respiratory diseases	**101**	**33,6**
COPD	45	15
Asthma	19	6,3
Bronchopulmonary cancer	14	4,7
DDB	13	4,3
Pulmonary fibrosis	6	2
Tuberculosis	4	1,3
Endocrinopathies	**135**	**45**
Diabetes	118	39,3
Hypothyroidism	17	5,7
Chronic renal failure	**9**	**3**
Neurological pathologies	**13**	**4,3**
Psychiatric conditions	**9**	**3**

HTA: Hypertension; ACFA: Atrial fibrillation cardiac arrhythmia; CMD: Dilated cardiomyopathy; COPD: Chronic obstructive pulmonary disease; DDB: Bronchial dilatation.

1.2. Dados clínicos :

1.2.1. Medicamentos tomados antes da admissão :

Antes da admissão no nosso serviço, 38,7% dos doentes (n=116) tinham tomado antibióticos. A azitromicina foi o antibiótico mais utilizado, isoladamente ou em combinação com outro antibiótico (n=84; 72,4%), seguida da amoxicilina-ácido clavulânico (n=23), das cefalosporinas de 3ª geração (n=9), das fluorquinolonas (n=3), dos aminoglicosídeos (n=3) e dos macrólidos (n=2). Onze por cento dos doentes tinham tomado corticosteróides orais antes da hospitalização.

1.2.2. Tempo até ao início dos sintomas :

Quase todos os sintomas surgiram durante as 2 semanas anteriores à hospitalização (n=264), ou seja, 88% dos casos (**Figura 4**).

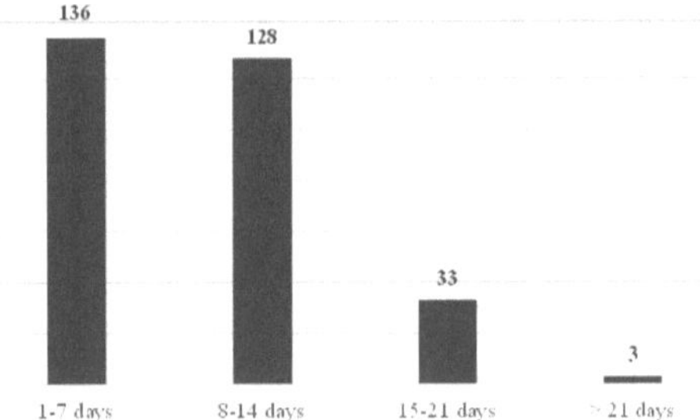

Figura 4: Distribuição dos doentes em função do tempo decorrido até ao início dos sintomas

1.2.3. Sinais funcionais :

A dispneia foi o sintoma mais frequente (85,3%), seguido de astenia (78%), febre (72,3%) e tosse (67,3%).

A Tabela II mostra os sinais funcionais observados na admissão do paciente.

Quadro II: Sinais funcionais observados na admissão

Sinais funcionais	Número de pacientes (n)	Percentagem (%)
Sinais gerais Astenia	234	78
Febre	217	72,3
Mialgias	172	57,3
Anorexia	122	40,7
Dores de cabeça	118	39,3
Perda de peso	22	7,3
Sinais respiratórios Dispneia	256	85,3
Tosse	202	67,3
Dor no peito	29	9,7
Hemoptise	4	1,3
Sinais digestivos Diarreia	72	24
Vómitos	36	12
Sinais ORL Anosmia	34	11,3
Agueusia	32	10,7
Odinofagia	21	7
ORL: ouvido, nariz e garganta		

1.2.4. Exame físico :

1.2.4.1. Índice de Massa Corporal (IMC) :

O IMC foi calculado em 273 doentes (91%). O IMC médio foi de 28,38±6,58 kg/m², com extremos que variaram entre 14 e 51 kg/m². A maioria dos doentes apresentava um IMC acima do valor normal (>24 kg/m²), ou seja, 76% dos casos (n=228), e 43% eram obesos (Figura 5). A distribuição dos pacientes por IMC é mostrada **na Figura 5**.

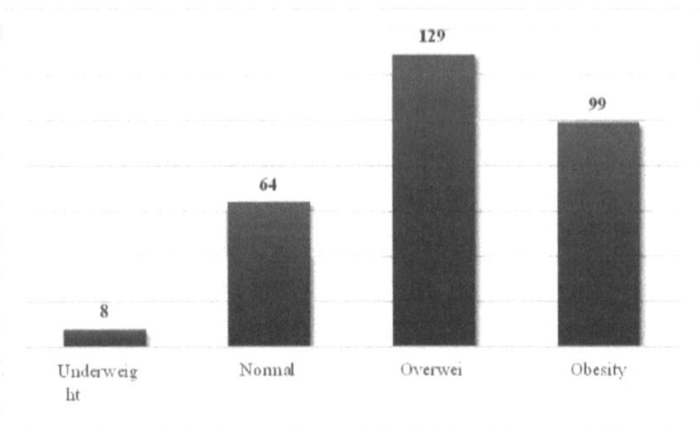

Figura 5: Repartição dos doentes por IMC

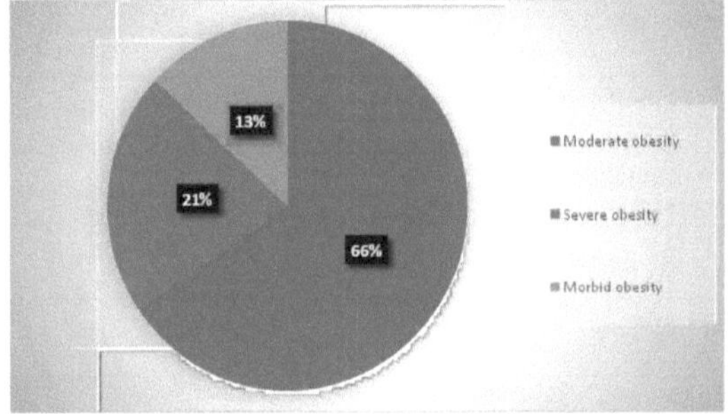

Figura 6: Distribuição dos doentes de acordo com o grau de obesidade

1.2.4.2. Parâmetros vitais :

A polipneia foi o sinal mais frequente encontrado no exame físico em metade dos doentes, seguido de taquicardia em 40 doentes (13,3%) e febre em 32 doentes (10,7%). A mediana do fluxo de oxigénio necessário na admissão foi de 6±6,2 L/min. Em 17% dos casos (n=51), excedeu os 15L/min. (**Tabela** m) **Tabela III:** Parâmetros vitais dos doentes

	Número de pacientes	Percentagem
	(n)	(%)
Febre	32	10,7
Taquicardia (FC>100	40	13,3
batimentos/minuto)		
Polipneia (FR>18 ciclos / minuto)	150	50
Requisitos de O2		
<6 L/min	147	49
Entre 6 e 15 L/min	102	34
15 L/min	51	17

FC: frequência cardíaca; FR: frequência respiratória; O2: oxigénio

1.3. Dados paraclínicos :

1.3.1. Controlo biológico :

1.3.1.1. Hemograma :

O hemograma completo revelou hiperleucocitose em 81 doentes (27%), linfopenia em 214 doentes (71,3%), hiperbilirrubinemia (11,3%), hiperbilirrubinemia (11,3%) e hiperbilirrubinemia (11,3%), trombocitopenia em 37 doentes (12,3%) e eosinopenia em 22 doentes (7,3%) (**Figura 7**).

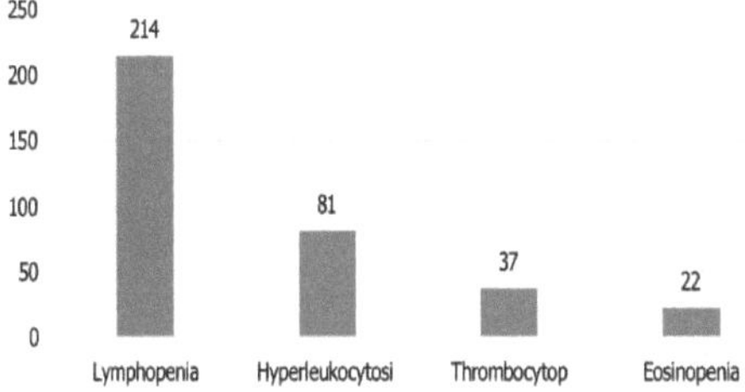

Figura 7: Distribuição das anomalias do hemograma

1.3.1.2. Proteína C-reactiva :

O nível médio da proteína C-reactiva (PCR) foi de 112 miligramas/litro (mg/l) [2-455]. A PCR de 6 mg/l foi observada em quase todos os doentes (n=257), ou seja, em 85,7% dos casos.

1.3.1.3. Controlo renal :

A mediana dos níveis de creatinina e de ureia no sangue foi de 80 μmol/l [39-556] e 7 mmol/l [2-77], respetivamente. Um total de 50 doentes apresentava insuficiência renal (16,6%). Nove destes doentes já tinham insuficiência renal crónica, enquanto os outros tinham insuficiência renal aguda na admissão (n=41, 13,6%).

1.3.1.4. Testes de função hepática :

A mediana dos níveis de ASAT e ALAT foi de 36 UI/l [11-530] e 29 UI/l [4-434], respetivamente. A citólise hepática foi observada em 55 doentes (18,3%).

1.3.1.5. D-dímeros :

A mediana do nível de D-dímero foi de 720 μg/l [100-41750]. A maioria dos doentes apresentava níveis elevados de D-dímero (500μg/l) (n=195), ou seja, 65% dos casos.

1.3.1.6. Creatina fosfoquinase :

O nível mediano de CPK foi de 85 UI/L, com extremos que variaram de 8 a 4903 UI/L. A rabdomiólise foi observada em 70 doentes (23,3%).

1.3.1.7. Rácio neutrófilos/linfócitos (NLR) :

A NLR média foi de 5,1 ±3,2 com extremos de 0,41 a 35,5. O valor de corte da NLR de 4,9 foi selecionado com base num estudo de curva ROC de prognóstico. A NLR era superior a 4,9 em 135 doentes (45%).

O quadro IV apresenta os diferentes resultados biológicos obtidos aquando da admissão. Tabela IV: Perfil biológico dos pacientes na admissão.	observado em	nos so
Parâmetros biológicosMediana	Intervalo	
Hb (g/dl) 13	[8-17]	
Granulócitos (El/mm3) 7800	[770-64000]	
Neutrófilos (El/mm³) 5710	[580-30240]	
Linfócitos (El/mm³) 1100	[300-14280]	
Eosinófilos (El/mm³) 80	[0-800]	
Plaquetas (El/mm3) 236000	[11-662000]	
NLR5 ,1	[0,41-35,3]	
PLR228	[28-727]	
Ureia (mmol/l) 7	[2-77]	
Creatinina (µmol/l) 80	[39-556]	
AST (UI/l) 36	[11-530]	
ALAT(UI/l) 29	[4-534]	
D-dímero (µg/l) 720	[100-41750]	
PCR (mg/l) 112	[2-455]	
LDH (UI/l) 366	[23-1504]	
CPK (UI/l) 108,5	[14-4738]	

HB: hemoglobina; NLR: relação neutrófilos/linfócitos; PLR: relação plaquetas/linfócitos; ASAT: Aspartato aminotransferase; ALAT: Alanina aminotransferase; PCR: Proteína C-reactiva; LDH: Lactato desidrogenase; CPK: Creatina fosfoquinase.

1.3.2. Imagiologia torácica :

A TC torácica foi efectuada na maioria dos doentes (n=285; 95%). A maioria dos doentes tinha mais de 50% de envolvimento do parênquima pulmonar (n=164, 57,6%) (**Figura 8**) (**Apêndices 4-5-6**).

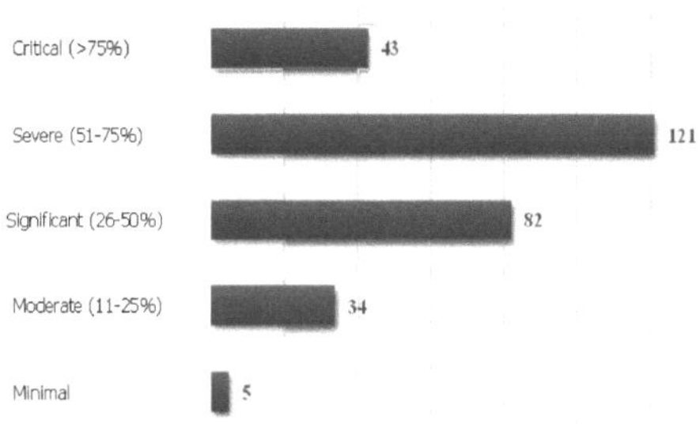

Figura 8: Distribuição dos doentes de acordo com o grau de envolvimento parenquimatoso na TAC torácica

A maioria das lesões era bilateral (n=279; 97,9%). As lesões em vidro fosco e as condensações foram observadas em 95,8% e 67% dos casos, respetivamente (**Figura 9**).

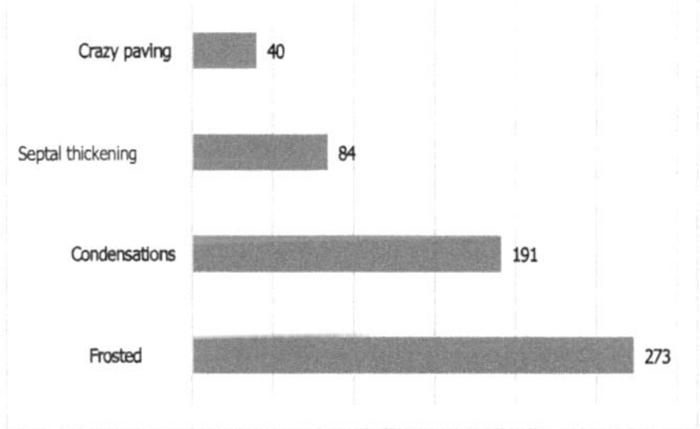

Figura 9: Distribuição dos doentes por tipo de lesão observada na TAC torácica

1.4. Tratamento terapêutico :

1.4.1. Oxigenoterapia :

Todos os doentes receberam oxigenoterapia. A mediana do fluxo de oxigénio na admissão foi de 6 L/min, com extremos que variaram de 1 a 60 L/min.

A figura 7 ilustra as modalidades de oxigenoterapia.

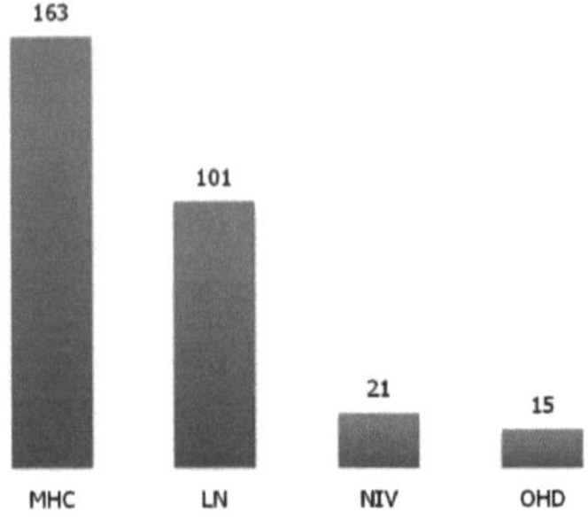

Figura 10: Métodos de oxigenoterapia

1.4.2. Tratamento medicamentoso :

1.4.2.1. Anticoagulantes :

A maioria dos doentes tinha tomado anticoagulantes como medida preventiva (n=212; 71%). Os restantes doentes tinham recebido anticoagulação curativa (n=88; 29%). Vinte doentes voltaram a tomar anticoagulantes como medida preventiva após ter sido excluída a embolia pulmonar.

O quadro V ilustra as diferentes indicações para a anticoagulação curativa.

Tabela V: Indicações para anticoagulação curativa

Indicações para anticoagulação curativa

Número de pacientes (n)

Percentagem (%)

Forte suspeita de embolia pulmonar	33		11	
Fibrilhação auricular	26		8,6	
Embolia pulmonar confirmada	22		7,3	
Isquémia aguda dos membros inferior	4		1,3	
Trombose arterial múltipla	2		0,6	
Trombose venosa profunda	1		0,3	
1.4.2.2. Terapia com corticosteróides :				
Todos os doentes receberam terapêutica com corticosteróides à base de dexametasona.	à	a dose	6mg/dia	tem sido

A duração média do tratamento foi de 8 dias [1-10], mas não excedeu os 10 dias.

1.4.2.3. Terapia antibiótica :

Foram administrados um ou mais antibióticos em 27 doentes (9%). A ceftriaxona e a azitromicina foram os dois fármacos mais utilizados nos doentes tratados com antibióticos, representando 37,2% e 25,6% dos casos, respetivamente.

O quadro VI abaixo ilustra as indicações para a terapêutica antibiótica.

Quadro VI: Indicações para a terapêutica com antibióticos

Indicações para a terapêutica com antibióticos	Número de pacientes (n)	Percentagem (%)
Superinfeção de DDB	3	1
Superinfeção por PBC	3	1
Pneumonia por abcesso	1	0,3
Superinfeção brônquica na DPOC	20	6,6
DDB: dilatação brônquica; CBP: cancro	broncopulmonar; DPOC :	Broncopneumopatia obstrutiva crónica

1.5. Evolução :

1.5.1. Tendências positivas :

Dois terços dos doentes tiveram um resultado favorável (n=200; 67%). Onze doentes necessitaram de oxigenoterapia domiciliária. As indicações para oxigenoterapia domiciliária são apresentadas na **Tabela VII**.

Quadro VII: Indicações para a oxigenoterapia domiciliária

Indicações para a oxigenoterapia domiciliária	Número de pacientes (n)	Percentagem (%)
Doença respiratória crónica no estádio CKD Fibrose pulmonar	10 5	3,3 1,6
DDB	3	1
DPOC	2	0,6
Fibrose pulmonar pós-COVID-19	1	0,3

IRC: insuficiência respiratória crónica; dilatação dos brônquios; DPOC: doença pulmonar obstrutiva crónica.

A anticoagulação curativa durante 6 meses foi prescrita aos doentes que desenvolveram complicações tromboembólicas durante o internamento (n=17). A anticoagulação preventiva foi prescrita para os restantes doentes (n=183) durante uma média de 15 dias, incluindo o período de internamento.

1.5.2. Tendência desfavorável :

1.5.2.1. Transferência para a unidade de cuidados intensivos :

Durante o internamento, 84 doentes foram transferidos para a unidade de cuidados intensivos devido a SDRA (28%). A idade média dos doentes transferidos foi de 63 ± 10 anos. O tempo de transferência para a unidade de cuidados intensivos após a admissão foi de 10±7 dias.

1.5.2.2. Mortes :

A morte ocorreu em 16 doentes (5%) com um tempo médio de sobrevivência de 7 ± 4 dias. A mediana de idade dos pacientes que faleceram foi de 79 ± 10 anos. A principal causa de morte foi a SDRA (n=13), seguida do edema pulmonar agudo cardiogénico (n=3). A Figura 11 mostra a distribuição dos pacientes de acordo com a evolução clínica.

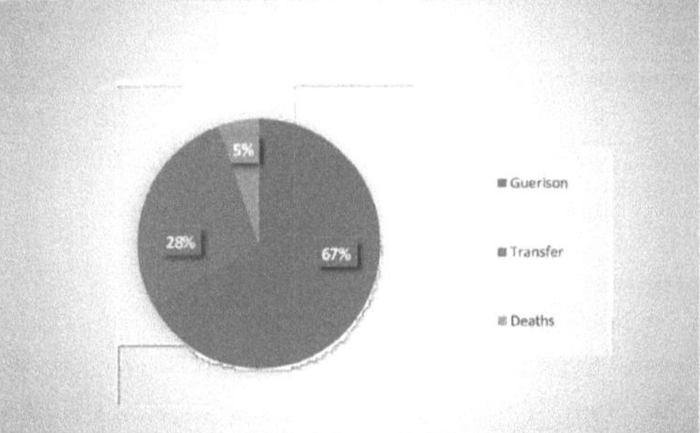

Figura 11: Repartição dos doentes por evolução clínica

1.5.3. Complicações :

Ocorreram uma ou mais complicações em 217 doentes durante o tratamento (72%). A complicação mais frequente foi a SDRA observada em 97 doentes (32%), seguida da insuficiência renal aguda em 41 doentes (13,6%) e da embolia pulmonar em 22 doentes (7,3%). (**Tabela VIII**)

Quadro IX: Repartição dos doentes internados no hospital Frequência (n)	de acor do com	o tipo	de	complicações durante Percentagem(%)
Complicações pulmonares SDRA		97		32
Pneumotórax		3		1
Pneumo mediastino		2		0,6
Complicações tromboembólicas Embolia pulmonar		22		7,3
Trombose venosa profunda		1		0,3
Trombose arterial múltipla		2		0,6
Complicações cardiovasculares ACFA		8		2,6
Suspeita de miocardite		4		1,3
Pericardite		3		1
BAV		2		0,6
Isquémia aguda dos membros inferiores		4		1,3
Bradicardia		5		1,6
OAP		10		3,3
Insuficiência renal aguda		41		13,6
Complicações neurológicas				
Alucinações		3		1
Agitação		10		3,3

SDRA: Síndrome de dificuldade respiratória aguda; AFCA: Arritmia cardíaca por fibrilhação auricular; BVA: Bloqueio atrioventricular; APO: Edema pulmonar agudo.

1.6. Duração do internamento hospitalar :
O tempo médio de internamento dos doentes foi de 9,5 ± 6 dias. **(Tabela IX).**

Quadro X: Duração média do internamento hospitalar dos doentes

	Média (dias)	Desvio padrão
Recuperados (n=200)	9,9	5,9
Falecido (n=16)	7	4,6
Transferidos (n=84)	10	7
Total (n=300)	9,5	6

2. Estudo analítico :

2.1. Estudo univariado :

2.1.1. Caraterísticas gerais :

No nosso estudo, não se verificou uma associação significativa entre o consumo de fármacos antes do internamento, as comorbilidades e os maus resultados dos doentes. Para além disso, os resultados clínicos desfavoráveis foram mais frequentes nos homens (OR=1,95; IC 95%:1,34-2,85; p<0,001) (**Tabela X**).

Tabela XI : Variação da evoluçãode acordo com as caraterísticas e co-morbilidades.

Caraterísticas gerais

Resultado favorável (n=200)

Tendência desfavorável p (n=100)

Idade65 anos		104(52%)	56(56%)0,51	
Homens		101 (50,5%)	73 (73%)	
Género		< 0,001		
	Mulher	99 (49,5%)	27 (27%)	
Tabaco		81 (40,5%)	51 (51%)	0,084
	Activos	45(22,5%)	30(30%)	0,09
	Desmamado	36(18%)	21(21%)	0,56
Antibioticoterapia antes da admissão		84(42%)	32(32%)	0,09
Terapia com corticosteróides antes da admissão		25(12,5)	8(8%)	0,16
Comorbilidades		158 (79%)	83 (83%)	0,411
Diabetes		79 (39,5%)	39 (39%)	0,933
HTA		86 (43%)	50 (50%)	0,251
Doença das artérias coronárias		24 (12%)	12 (12%)	1
CMD		4 (2%)	5 (5%)	0,166
ACFA		11 (5,5%)	7 (7%)	0,606
Insuficiência renal		5 (2,5%)	4 (4%)	0,487
DPOC		26 (13%)	19 (19%)	0,170
Asma		14 (7%)	5 (5%)	0,503
Cancro broncopulmonar		8 (4%)	6 (6%)	0,562
DDB		10 (5%)	3 (3%)	0,555
Fibrose pulmonar		5(2,5%)	1(1%)	0,7
Tuberculose pulmonar		3 (1,5%)	1 (1%)	1
Neuropatias		9 (4,5%)	4 (4%)	0,8
Hipotiroidismo		13 (6,5%)	4 (4%)	0,377
Doenças psiquiátricas		7 (3,5%)	2 (2%)	0,723

HTA: Hipertensão; ACFA: Arritmia cardíaca por fibrilhação auricular; CMD: Cardiomiopatia dilatada; COPD: Doença pulmonar obstrutiva crónica; DDB: Dilatação brônquica.

2.1.2. Parâmetros clínicos :

2.1.2.1. Sinais funcionais :

Não houve diferenças significativas entre os sintomas relatados nos dois grupos, com exceção da diarreia, que foi associada a um mau prognóstico (OR=1,78; 95% CI:1,1-2,89; p=0,01).

A Tabela XI ilustra a relação entre os sinais funcionais e o resultado do paciente.

Tabela XII: Variação da progressão de acordo com os sinais funcionais

Sinais funcionais	Evolução favorável (n=200)	Tendência desfavorável (n=100)	p
Tempo até ao início dos sintomas (dias)	9 [1-34]	7 [3-25]	0,054
Mialgia	116 (58%)	56 (56%)	0,741
Dores de cabeça	86 (43%)	32 (32%)	0,066
Dispneia	168 (84%)	88 (88%)	0,356
Tosse	135(67,5%)	67 (67%)	0,931
Dor no peito	20 (10%)	9 (9%)	0,782
Hemoptise	1 (0,5%)	3 (3%)	0,110
Diarreia	57 (28,5%)	15 (15%)	0,010
Vómitos	28 (14%)	8 (8%)	0,132
Anosmia	22 (11%)	12 (12%)	0,797
Agueusia	18 (9%)	14 (14%)	0,186
Odinofagia	11 (5,5%)	10 (10%)	0,150
Anorexia	83 (41,5%)	39 (39%)	0,678
Astenia	162 (81%)	72 (72%)	0,076
Perda de peso	16 (8%)	6 (6%)	0,531

2.1.2.2. Sinais físicos :

Os doentes do segundo grupo tinham um IMC mais elevado (p=0,036). Os resultados adversos foram mais comuns nos doentes com polipneia (p<0,001) e nos que necessitaram de um elevado fluxo de oxigénio na admissão (OR=4,8; IC 95%: 2,8-8,3; p<0,001).

Tabela XIII: Alterações nos parâmetros vitais

Evolução Sinais físicos favoráveis	Tendência desfavorável	p
(n=200)	(n=100)	
Temperatura (°C)37 [36-40]	37 [36-39]	0,535
Febre135 (67,5%)	82 (82%)	0,08
IMC (Kg/m2)27 [14-45]	28 [17-45]	0,036
Excesso de peso88 (44%)	36(36%)	0,2
Obesidade moderada42(21%)	23(23%)	0,297
Obesidade grave15 (7,5%)	6(6%)	0,08
Obesidade mórbida5 (2,5%)	8(8%)	0,02
Necessidade de Oxigénio a5[1-30] (litros/minuto)	10[2-60]	< 0,001
Pouls85 [52-130]	87 [48-124]	0,876
Taquicardia27 (13,5%)	13 (13%)	0,904
FR (Ciclos/minuto) 20 [12-47]	22 [12-40]	< 0,001

IMC: Índice de Massa Corporal; FR: Frequência Respiratória

2.1.3. Variação dos resultados dos doentes em função dos parâmetros biológicos :

Os parâmetros biológicos à admissão associados à deterioração clínica foram a hiperleucocitose (p=0,006), a trombocitopenia (p=0,013), a elevação da proteína C-reactiva (p=0,001), a elevação da creatinina sanguínea (p=0,007), a elevação da relação neutrófilos/linfócitos (p=0,001), a elevação do D-dímero (p=0,01) e a rabdomiólise (p<0,001). As Tabelas XIV e XIV resumem os resultados do estudo univariado que procurou os factores biológicos associados ao mau prognóstico. A distribuição das taxas para os vários parâmetros biológicos é mostrada nas **Figuras 11-17.**

Tabela XV: Variação da progressão de acordo com os resultados biológicos

Evolução favorável Controlo biológico (n=200)		Tendência desfavorável (n=100)	p
Hemoglobina (g/dl)	13 [9-17]	12 [8-16]	0,479
Hemoglobina<12g/dl	92 (46%)	49 (49%)	0,624
Leucócitos (103 El/mm3)	7,2 [3-64]	8,55 [0,77-22,1]	0,456
Leucócitos10000 El/mm3	44 (22%)	37 (37%)	0,006
Linfócitos <1500 El/mm3	136(68%)	78(78%)	0,056
PNE<40 El/mm3	16(8%)	6(6%)	0,6
NLR (média)	5,3	7,4	0,001
Plaquetas (103 El/mm3)	240 [0,11-662]	212 [10,6-623]	0,028
Plaquetas<150000 El/mm3	18 (9%)	19 (19%)	0,013
PLR (média)	228,4	228,7	0,9
Creatinina no sangue (µmol/l)	84±41	105±67	0,007
Citólise hepática	33 (16,5%)	22 (22%)	0,246
PCR (mg/l)	112 ±76	157,8 ±91	<0,001
D-dímero (µg/l)	1759±3636	1928±3887	0,010
CPK (UI/l)	92 [14-3099]	132 [16-4738]	0,035
Rabdomiólise34	(17%)	36 (36%)	< 0,001

PNE: polinuclear cellseosinophils;

NLR: relação neutrófilos/linfócitos; PLR: relação plaquetas/linfócitos; CRP: proteína C-reactiva; CPK: creatina fosfoquinase

Tabela XVI: Factores biológicos de risco de agravamento

	OU	IC 95%
Hiperleucocitose	2,08	[1,23-3,52]
Trombocitopenia	2,37	[1,18-4,75]
NLR elevado	2,1	[1,1-3,16]
PCR elevada	11,3	[11,2-67]
Rabdomiólise	2,74	[1,58-4,76]
Níveis elevados de D-dímero	2	[1,17-3,41]

NLR: relação neutrófilos/linfócitos; CRP: proteína C-reactiva

2.1.4. Variação na evolução de acordo com as lesões tomodensitométriques

A gravidade da lesão pulmonar na TC e o espessamento septal foram factores de risco para o agravamento (p 0,001 e 0,05, respetivamente) (**Tabela XV**).

Quadro XVII: Factores de risco de agravamento radiológico

	Evolução favorável	Evolução desfavorável	P
	(n=200)	(n=100)	
Doença grave (>50%)	101(50%)	63(63%)	0,001
Vidro fosco	188(94%)	85(85%)	0,3
Espessamento do septo	48(24%)	36(36%)	0,05
Pavimentação louca	25(13%)	15(15%)	0,06
Condensações	134(67%)	57(57%)	0,3
Embolia pulmonar	15(7,5%)	6(6%)	0,8

2.2. Estudo multivariado :

O estudo multivariado identificou os seguintes factores de risco independentes para um mau resultado:

- O sexo masculino

- Necessidades de oxigénio na admissão

- Um rácio elevado de neutrófilos/linfócitos

Os factores preditivos de mau resultado em doentes hospitalizados com pneumonia por SRA-CoV-2 estão detalhados no **Quadro XVI.**

Quadro XVIII: Factores independentes de má evolução

	P	OU	IC 95%
Sexo masculino	<0,001	4,5	2,04-10,1
Necessidades de oxigénio na admissão	<0,001	2,3	2,1-3,4
NLR	0,01	1,8	1,09-3,04

NLR: rácio neutrófilos/linfócitos

• Após a análise da curva ROC, verificou-se que o limiar ideal para as necessidades de oxigénio na admissão era de 5,5 litros, com uma sensibilidade de 75% e uma especificidade de 61%, uma área sob a curva igual a 0,75 e um $p<0,001$. (**Figura 12**)

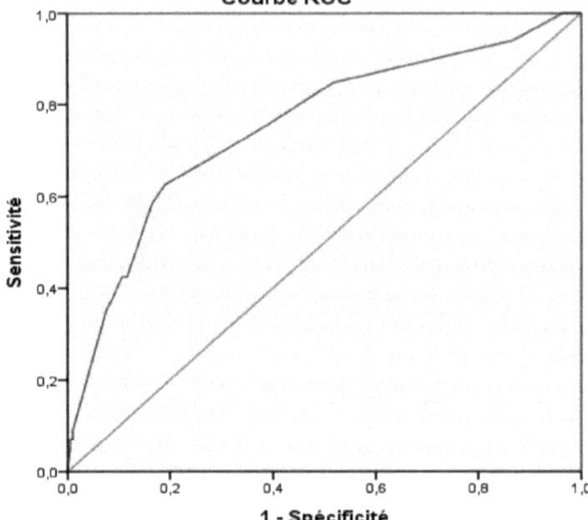

Figura 12: Curva ROC do limiar ótimo das necessidades de oxigénio na admissão

DISCUSSÃO

A fim de identificar os fatores de mau prognóstico da pneumopatia por SARS-CoV-2 em um ambiente de pneumologia, conduzimos um estudo descritivo retrospetivo incluindo 300 pacientes hospitalizados no Departamento de Pneumologia B do Hospital Abderrahmane Mami entre outubro de 2020 e abril de 2021. A idade média dos nossos pacientes foi de 65 ± 13 anos, com uma proporção de sexo de 1,38. As comorbilidades mais comuns foram a hipertensão arterial (45,3%), seguida da diabetes (39,3%), da DPOC (15%) e da doença coronária (12%). A dispneia foi o principal sintoma (85,3%) e a polipneia foi o sinal mais frequente no exame físico (50%). Na admissão, 51% dos doentes tinham necessidades de oxigénio de 6 L/min e mais de metade tinha lesões radiológicas extensas (57,6%). A evolução foi favorável em 200 doentes (67%), 84 doentes foram transferidos para a unidade de cuidados intensivos (28%) e 16 doentes faleceram (6%). Os factores de prognóstico que identificámos por análise univariada foram o sexo masculino ($p<10^{-3}$), sinais digestivos (p=0,01), elevadas necessidades de oxigénio na admissão ($p<10^{-3}$), maior IMC (p=0,03), polipneia ($p<10^{-3}$), envolvimento parenquimatoso superior a 50% (p=0,001), espessamento septal (p=0,005) e vários factores biológicos. Os parâmetros biológicos na admissão associados a um mau prognóstico foram a hiperleucocitose (p=0,006), a trombocitopenia (p=0,013), a proteína C-reactiva elevada (p=0,001), a creatinina sanguínea elevada (p=0,007), a relação neutrófilos/linfócitos elevada (p=0,001), o d-dímero elevado (p=0,01) e a rabdomiólise (p <0,001). O estudo analítico que procurou factores preditivos independentes de um mau resultado identificou o sexo masculino como fator de risco (OR=4,5; IC 95% :2,07-10,1; $p<10^{-3}$), as necessidades de oxigénio na admissão5,5 litros (OR=2,3; IC 95% :2,1-3,4; $p<10^{-3}$) e uma relação neutrófilos/linfócitos4,9 (OR=1,8; IC 95% :1,09-3,04; p=0,01).

Destaques:

• A relevância do estudo em causa permitiu-nos estudar as caraterísticas dos doentes internados num serviço de pneumologia por pneumopatia por SARS-CoV-2 e identificar os factores de prognóstico desta patologia através de uma análise multivariada.

• Grande dimensão da amostra: Tanto quanto sabemos, este estudo é a maior série tunisina relatada sobre os factores de prognóstico da pneumonia por SARS-CoV-2.

Pontos fracos :

• O carácter retrospetivo e monocêntrico do nosso estudo.
• Faltam alguns dados clínicos e/ou biológicos nos ficheiros.
• Não houve comparação com um grupo que tinha uma forma ligeira ou moderada de pneumonia por SARS-CoV-2.

Em dezembro de 2019, o aparecimento de vários casos de pneumonia de origem desconhecida em Wuhan, na província de Hubei, na China, levou à identificação, em janeiro de 2020, de um novo coronavírus, denominado coronavírus 2 da síndrome respiratória aguda grave (SARS-CoV-2) pelo Grupo de Trabalho sobre Coronavírus do Comité Internacional de Taxonomia de Vírus [13]. A transmissão entre humanos levou à rápida disseminação do vírus, primeiro na China e depois em todo o mundo, causando uma pandemia [2]. A doença abalou o mundo devido à rapidez com que se propagou, à sua elevada letalidade e ao seu impacto socioeconómico. Na Tunísia, a primeira vaga da pandemia de COVID-19 teve início em 2 de março de 2020. Foram rapidamente aplicadas várias medidas sanitárias, desde o encerramento das fronteiras a um confinamento sanitário geral. Estas medidas ajudaram a retardar a propagação da pandemia. O número total de casos confirmados de COVID-19 até 08 de abril de 2020 foi de 643 [14], o que levou ao levantamento gradual das medidas sanitárias e à reabertura das fronteiras em 27 de junho de 2020. Com o início da segunda vaga, o país assistiu a um aumento exponencial do número de casos declarados positivos à COVID-19. Desta vez, observaram-se formas mais graves da doença, com escassez de camas hospitalares, nomeadamente nas unidades de cuidados intensivos. Em junho de 2021, a taxa de ocupação das camas hospitalares atingiu 100% em muitas províncias [15].

Era, portanto, necessário que os clínicos reconhecessem os factores de risco para a evolução desfavorável da pneumonia por SARS-CoV-2, a fim de identificar os doentes em risco de complicações e otimizar a gestão dos recursos e da capacidade de fornecimento, particularmente nos cuidados intensivos. O objetivo deste estudo foi fornecer uma panorâmica descritiva da pneumonia por SARS-CoV-2 e identificar factores de prognóstico. A idade média dos nossos doentes era de 65 anos [18-91], comparável à descrita na literatura[16]. A idade avançada foi identificada como um fator de previsão independente da mortalidade na SRA e na MERS, dois vírus que pertencem à mesma família de coronavírus[17]. Este facto foi igualmente demonstrado no caso do SARS-CoV-2. Num estudo de coorte de 66 milhões de pessoas, o risco de hospitalização por COVID-19 foi 5 vezes superior e o risco de morte foi 100 vezes superior nas pessoas com 85 anos ou mais, em comparação com as pessoas com 40-44 anos[18]. No nosso estudo, a idade avançada não foi associada a uma má progressão da doença. Este facto pode ser explicado pela pequena dimensão da nossa população. De acordo com o nosso estudo, a predominância do sexo masculino foi encontrada em várias séries internacionais [8,19,20]. As diferenças de estilo de vida e de comportamento entre os sexos parecem ser um fator importante para explicar esta predominância masculina. Por um lado, as mulheres têm uma menor prevalência de tabagismo e de doenças cardiovasculares, que estão associadas a um pior prognóstico nos doentes com COVID-19. Por outro lado, as perturbações de ansiedade são predominantes nas mulheres, o que pode levar a actividades mais restritivas e ao distanciamento social nas mulheres [25].

Os estudos têm procurado explicar o efeito da diferença de sexo no prognóstico da doença através de uma maior expressão do recetor da enzima conversora da angiotensina tipo 2 (ACE2) nos homens [21,22]. Outros estudos analisaram o papel dos androgénios e dos estrogénios na gravidade e no prognóstico da doença. A entrada do SARS-CoV-2 nas células pulmonares requer a clivagem da proteína Spike pela serina protease transmembranar 2 (TMPRSS2), uma protease celular cuja expressão é estimulada pelos androgénios. Isto poderia explicar a importância das formas ligeiras em crianças com baixa expressão de receptores de androgénios, bem como em doentes tratados para o cancro da próstata e que recebem anti-androgénios[22,23]. Além disso, estudos experimentais em animais sugerem que os estrogénios reduzem a expressão da ACE2 na membrana celular e inibem a interação do SARS-CoV-2 com a ACE2 nos pulmões[24]. Este efeito protetor dos estrogénios pode explicar a elevada incidência de infeção e as formas graves da doença em mulheres pós-menopáusicas. De facto, um estudo multicêntrico chinês realizado por Ding et al mostrou que a menopausa é um fator de risco independente para a gravidade da COVID-19, enquanto o estradiol (E2) e a hormona antimülleriana (AMH) estão negativamente correlacionados com a gravidade da doença[25]. Outro estudo que incluiu 459 doentes não mostrou uma associação significativa entre o sexo e a mortalidade em doentes com mais de 65 anos, em contraste com os doentes mais jovens, sugerindo um papel protetor dos estrogénios[26].Em consonância com a literatura, os resultados da nossa análise multivariada mostram que o sexo masculino é um fator de mau prognóstico.

A prevalência do tabagismo foi muito mais elevada nos nossos doentes do que na literatura[27]. Este facto pode ser explicado pela elevada frequência do tabagismo na Tunísia[28].

Quanto ao seu valor prognóstico, numerosos estudos investigaram a relação entre o tabagismo e o prognóstico da pneumonia por SARS-CoV-2, com resultados controversos. De facto, alguns autores referem que os doentes fumadores têm um mau prognóstico clínico. Uma meta-análise que incluiu 32849 doentes hospitalizados por COVID-19 mostrou que os fumadores activos tinham um risco acrescido de doença grave (RR=1,8), progressão da doença (RR=2,18), necessidade de ventilação mecânica (RR=1,2) e mortalidade intra-hospitalar (RR=1,26)[31].

Noutros estudos, como o nosso, não se verificou uma associação significativa entre o tabagismo e o mau prognóstico [32,33]. Thomas et al explicaram estes resultados pela falta de dados pormenorizados sobre o estatuto de fumador, o tempo decorrido entre a cessação do tabagismo e a doença e a falta de ajustamento para o sexo, a idade e as patologias relacionadas com o tabagismo em determinados estudos [34].

Uma das hipóteses avançadas por alguns autores é o efeito protetor da nicotina. No entanto, são necessários estudos prospectivos para avaliar esta hipótese[35,36].
Todos os estudos descreveram que a presença de comorbilidades frequentes também aumentou o risco de agravamento e morte em doentes com COVID-19 [37,38]. No nosso estudo, as comorbilidades estavam presentes em 80,3% dos doentes com COVID-19. A hipertensão foi a comorbilidade mais comum (45,3%), seguida da diabetes (39,3%), da doença coronária (12%) e da DPOC (15%).

Uma meta-análise que incluiu 6.560 doentes concluiu que a hipertensão estava associada a uma elevada mortalidade, a um maior recurso aos cuidados intensivos e à progressão para a síndrome de dificuldade respiratória aguda[39]. Isto foi explicado pelo facto de o vírus entrar nas células hospedeiras através da sua associação com a ACE2, que está envolvida no sistema renina-angiotensina-aldosterona (RAAS). Pensa-se que este sistema é espontaneamente sobre-ativado em doentes hipertensos[40-42]. O estudo COVID-19 and hypertension (COVHYP), em França, e o estudo BRACE-CORONA, no Brasil, não mostraram qualquer associação entre o tratamento prévio com inibidores da ECA e antagonistas dos receptores AT1 da angiotensina II (AIIRA) e um mau prognóstico dos doentes[43,44]. Estes resultados coincidem com os da maioria dos estudos publicados a favor da ausência de um efeito deletério destes medicamentos em doentes com COVID-19[45].

Da mesma forma, o efeito protetor dos inibidores da ECA/ARA2 nas formas graves da COVID-19 não foi demonstrado, apesar da existência de argumentos experimentais a favor deste efeito[46,47]. Tal como no caso da hipertensão, a diabetes é um fator de progressão desfavorável. Este facto pode ser atribuído a uma imunidade inata deficiente, a uma inflamação crónica e a uma atividade de coagulação elevada nestes doentes [48].

De facto, a sua associação com a gravidade da doença foi descrita por Matsushita et al numa meta-análise de 51 845 doentes. Os resultados foram semelhantes em meta-análises efectuadas na China e em Itália [16,49,50].

No estudo multicêntrico francês CORONADO, a taxa de mortalidade foi de 11%, confirmando a gravidade da COVID-19 em doentes diabéticos hospitalizados. No entanto, esta taxa foi muito mais baixa nos indivíduos com diabetes tipo 1 do que nos indivíduos com diabetes tipo 2 (5,4% versus 10,6%), em relação a uma idade mais jovem [51]. Ao contrário dos estudos citados acima, nosso trabalho não mostrou associação entre essas duas comorbidades e a má evolução dos nossos pacientes. Este facto pode ser explicado, por um lado, pela pequena dimensão da nossa população em comparação com as séries relatadas na literatura e, por outro lado, pela presença de comorbilidades não relatadas, como as doenças neurodegenerativas, que são muito comuns nestes doentes e que seriam provavelmente um fator independente no mau resultado [52]. Os nossos resultados poderão também ser explicados pelo facto de a análise estatística do nosso trabalho não ter tido em conta o estádio destas comorbilidades e a presença ou ausência de complicações crónicas como a neuropatia diabética e a nefropatia hipertensiva.

Quinze por cento dos nossos doentes tinham DPOC. Esta incidência foi superior à registada na literatura. Numa meta-análise de 15 estudos envolvendo 2473 doentes, a incidência de DPOC foi de 2%. Este facto pode ser explicado pela menor incidência de tabagismo (9% contra 56% no nosso estudo)[53].

Além disso, a sua associação com um mau resultado foi bem estabelecida em vários estudos. De facto, num estudo multicêntrico realizado na China, a DPOC foi mais frequente em doentes com formas críticas de COVID-19 do que naqueles com formas moderadas da doença (15,7% versus 2,5%; $p<0,001$)[54]. Resultados semelhantes foram relatados por Javanmardi e Alqahtani, com taxas mais elevadas de hospitalização em unidades de cuidados intensivos e de morte em doentes com DPOC[53,55].

Leung et al procuraram explicar esta associação pela maior expressão de ACE2 em doentes com DPOC. No entanto, o aumento da expressão da ECA-2 em doentes com DPOC não seria suficiente, por si só, para explicar a gravidade da doença nestes doentes[56]. As comorbilidades associadas à DPOC são também consideradas como um fator de agravamento da doença[53].

Ao contrário dos estudos citados acima, nosso trabalho não mostrou associação entre a DPOC e a má evolução de nossos pacientes.

A prevalência de asma foi baixa na maioria dos estudos [57-59]. Esta prevalência dependia do tipo de asma. Os doentes com asma alérgica tinham um risco muito menor de infeção. Este facto tem sido explicado por vários mecanismos, nomeadamente a produção excessiva de interleucina-4, interleucina-5, interleucina-13, imunoglobulina E específica (IgE) e eosinófilos na asma atópica. Também foi demonstrado que a expressão de ACE2 é mais baixa nas células epiteliais nasais e brônquicas de indivíduos alérgicos[59]. Este facto está associado à produção excessiva de IL-13 e à utilização regular de corticosteróides inalados[60,61].

A asma não alérgica está associada a um maior risco de infeção e a um mau prognóstico. Este facto deve-se à maior expressão da ECA-2, à idade avançada dos doentes e à presença de co-morbilidades como a obesidade, a diabetes e a hipertensão arterial [59].

Quanto ao valor prognóstico da asma, foi estabelecido que não está associada a uma má evolução da doença. De facto, o estudo inglês de Williamson et al, realizado numa população de mais de 17 milhões de doentes, mostrou que a asma não é um fator de mau prognóstico, exceto no caso de doentes muito graves que tinham recebido corticosteróides sistémicos orais pouco antes da infeção [62].No que diz respeito ao tratamento de fundo, foi demonstrado que os corticosteróides inalados ou as bioterapias anti-IL5 ou anti-IgE não têm impacto na frequência e gravidade da infeção por SARS-CoV-2, ao contrário dos corticosteróides sistémicos, que foram correlacionados com a gravidade da doença [63,64]. No presente estudo, e de acordo com a literatura, a asma não foi associada a uma má progressão da doença. Na apresentação clínica dos nossos doentes, a dispneia foi o sintoma mais frequente (85,3%), seguido de astenia (78%), febre (72,3%) e tosse (67,3%). Estes dados são semelhantes a outras séries mundiais [65,66].

Tal como no nosso trabalho, vários estudos assinalaram a importância dos sinais digestivos na pneumonia por SARS-CoV-2. Na série de Pan et al, as manifestações digestivas representaram 50,5% de todos os sintomas [19] . Noutra série retrospetiva chinesa de 1141 casos confirmados de COVID-19, 16
% dos doentes apresentavam sintomas digestivos isolados[67]. O SARS-CoV-2 tem uma afinidade para o recetor ACE2 nas células humanas, que utiliza para se ligar e entrar na célula. O recetor ACE2 está presente nas células alveolares pulmonares do tipo 2, mas também é altamente expresso no trato digestivo, sugerindo que o vírus pode invadir os enterócitos do trato digestivo [68,69]. No entanto, os sintomas digestivos podem ser causados diretamente pela invasão viral ou podem ser secundários a lesões induzidas pela resposta imunitária [70,71].

No nosso estudo, apenas a diarreia foi associada a um mau prognóstico. O mesmo achado foi relatado por Jin et al num estudo retrospetivo de 651 pacientes [20], o que poderia ser explicado pelos distúrbios iónicos causados pela diarreia. Relativamente aos achados do exame físico, a obesidade foi encontrada em 33% dos nossos doentes. O seu papel prognóstico foi referido por vários autores. Numa meta-análise que incluiu 4.444 participantes, Jun Yang concluiu que os doentes obesos com COVID-19 tinham formas mais graves da doença e um pior prognóstico do que os doentes não obesos[72]. Foram encontrados resultados comparáveis nos Estados Unidos e em França[73-75]. Foi também demonstrado que a obesidade aumenta o risco de entubação em unidades de cuidados intensivos e o risco de morte [76,77].

Os mecanismos fisiopatológicos que podem explicar a associação entre a obesidade e as formas graves de COVID-19 são: mecânica ventilatória alterada, sobreexpressão dos receptores ACE2, hipercoagulabilidade relacionada com a obesidade e secreção excessiva de adipocinas pró-inflamatórias, como a interleucina-6 (IL-6) e o fator de necrose tumoral alfa (TNFa), e comorbilidades frequentemente associadas à obesidade, como a hipertensão arterial, a diabetes e a síndrome da apneia obstrutiva do sono [78].

No nosso estudo, embora os doentes com um IMC mais elevado tivessem um pior prognóstico, apenas a obesidade mórbida foi significativamente associada a um mau prognóstico. Isto pode ser explicado pelo facto de a maioria dos doentes obesos ser mais jovem (62±13 anos versus 66±14 anos; p=0,01).

A hipóxia que requer um elevado fluxo de oxigénio foi um achado frequente no exame físico na nossa população e foi associada a uma má evolução da doença. Os nossos resultados foram consistentes com os da literatura. De facto, numa revisão sistemática da literatura efectuada por Izcovich, que incluiu 207 estudos e 75607 doentes com COVID-19, a hipoxia aumentou o risco de progressão da doença para uma forma grave e de morte (risco relativo de 4,69 e 5,40, respetivamente)[79].

Embora todos os nossos doentes fossem hipóxicos, apenas metade deles apresentava polipneia à admissão. Este facto foi explicado pelo fenómeno de hipoxémia silenciosa observado na COVID-19, cujos mecanismos fisiopatológicos envolvem a conjugação de mecanismos periféricos dominados pelo shunt intra-pulmonar, a inadequação da relação ventilação/perfusão, a perda de regulação da perfusão pulmonar e a presença de microtrombos intravasculares e mecanismos centrais [80,81].

Além disso, a ação local direta do vírus e a reação inflamatória associada podem perturbar a função dos mecanorreceptores e quimiorreceptores periféricos, contribuindo assim para a hipoxemia silenciosa[80]. Como resultado, Gattioni et al sugeriram a existência de dois fenótipos principais de pneumonia por SARS-CoV-2: o fenótipo tipo L e o fenótipo tipo H[82]. Os doentes com um fenótipo do tipo L têm uma complacência pulmonar preservada. Esta complacência permite que estes doentes tenham volumes-minuto suficientes para manter a oxigenação do sangue sem desencadear dispneia ou dificuldade respiratória. O tipo H caracteriza-se por uma elevada elastância, responsável por um quadro semelhante ao da SDRA típica, com polipneia grave e precoce, hipoxémia e infiltrados pulmonares bilaterais[83].

Por outro lado, a polipneia é preditiva de uma rápida deterioração clínica em relação à gravidade da pneumonite por Covid-19. Esta mesma constatação foi registada por Xie et al[84].

Quando analisadas as anomalias biológicas, a linfopénia foi encontrada na maioria dos nossos doentes (71%). Esta taxa é semelhante à encontrada por Guan (83%) e Richardson (60%)[4,65]. Esta linfopenia tem sido explicada pela citotoxicidade direta do vírus e pela libertação significativa de citocinas que induzem a apoptose celular[85].

Embora o nosso estudo não tenha demonstrado uma associação entre a linfopenia e o mau prognóstico dos doentes (p=0,056), este facto foi encontrado em vários estudos. Numa meta-análise de 31 estudos, a linfopenia foi associada à gravidade da doença [86]. Estes resultados foram comparáveis aos relatados por Tan e Lippi [87,88]. A pequena dimensão da nossa população, em comparação com as séries acima referidas, pode explicar a ausência de uma associação significativa entre linfopenia e mau prognóstico.

A contagem de glóbulos brancos também foi estudada na COVID 19 e o seu papel prognóstico foi bem estabelecido [89]. No nosso estudo, a hiperleucocitose estava presente em 27% dos casos e estava associada à progressão da doença (p=0,006).

O rácio neutrófilos/linfócitos (NLR) indica um desequilíbrio na cascata inflamatória[90]. O seu valor prognóstico está bem estabelecido em várias condições, como a sépsis, os tumores malignos e as doenças cardiovasculares[91-93].

O seu valor prognóstico na pneumonia por SARS-CoV-2 foi também referido por vários autores. No seu trabalho, Ma et al mostraram que a NLR é um fator na progressão para a síndrome de dificuldade respiratória aguda [94]. Liu e Tatum também concluíram que este rácio era um fator independente de mortalidade [95,96]. Um estudo mais recente com 12862 pacientes mostrou que a NLR na admissão é um parâmetro prático e económico para a estratificação de risco dos pacientes e para determinar a gestão terapêutica e a eficácia do tratamento com corticosteróides [97].

No presente estudo, a NLR foi um fator independente para um mau resultado com um OR igual a 1,8 e um valor de corte igual a 4,9. Valores semelhantes foram reportados por Li et al numa meta-análise de 13 estudos[98]. A trombocitopenia estava presente em 12% dos nossos doentes. A trombocitopenia tem sido explicada, por um lado, pela ação direta do SARS-CoV-2 nos elementos da medula óssea, levando a anomalias na hematopoiese, e, por outro lado, por lesões endoteliais que desencadeiam a ativação e agregação de plaquetas no pulmão, resultando num elevado consumo de plaquetas[99]. Outros mecanismos têm sido também sugeridos por alguns autores[100]. Embora a percentagem de trombocitopenia na nossa população tenha sido inferior à reportada em estudos anteriores, o seu valor prognóstico foi comparável ao reportado na literatura. Numa meta-análise que incluiu 1779 doentes [99], o risco de mau prognóstico foi 5 vezes superior na presença de trombocitopenia. Para além dos parâmetros de contagem sanguínea, a proteína C-reactiva (PCR), a proteína de inflamação por excelência, tem sido referida como um fator de mau prognóstico. R. Smilowitz, num estudo com 2782 doentes, concluiu que existia uma forte relação entre a PCR e o desenvolvimento de complicações tromboembólicas, insuficiência renal aguda, progressão da doença e morte [101]. Resultados semelhantes foram relatados por Danwang et al. numa meta-análise de 31 estudos [86]. Consistente com estes dados, a PCR elevada foi encontrada na maioria dos nossos doentes e foi significativamente associada a um mau prognóstico (OR=11,3; $p<0,0001$). No mesmo espírito, várias publicações têm procurado realçar o papel de outros marcadores de inflamação como a IL-6, procalcitonina e ferritina no prognóstico da doença. Estes marcadores não foram medidos nos nossos doentes. No que respeita ao valor prognóstico dos níveis de D-dímero, foi demonstrado que níveis elevados são preditivos de gravidade, mortalidade e complicações tromboembólicas na pneumonia por SARS-CoV-2[102-104].

Os D-dímeros reflectem a ativação da coagulação e da fibrinólise. A coagulação leva à formação de coágulos de fibrina, enquanto a subsequente degradação pelo sistema fibrinolítico gera vários produtos de degradação, incluindo os D-dímeros.

Esta hipercoagulabilidade tem sido explicada pela resposta inflamatória desencadeada pela infeção com o SARS-CoV-2, que leva à produção excessiva de citocinas pró-inflamatórias responsáveis por lesões em vários órgãos e pela produção de trombina. A principal função da trombina é a formação de coágulos através da ativação das plaquetas e da conversão do fibrinogénio em fibrina. Durante esta inflamação, há também uma alteração na produção e hiperconsumo de antitrombóticos fisiológicos, como a antitrombina m.

Este desequilíbrio entre os sistemas pró-coagulante e anticoagulante predispõe ao desenvolvimento de microtrombos e coagulação intravenosa disseminada observados na pneumonia por SARS-CoV-2 [105-107]. De facto, a análise post-mortem dos pulmões de 12 doentes que morreram de COVID-19 por Wichmann et al mostrou uma elevada incidência de trombose venosa profunda, embolia pulmonar e microtrombos disseminados. O desenvolvimento destas tromboses in situ foi explicado por evidências de comprometimento da perfusão capilar e infeção direta do endotélio pelo vírus em associação com a tempestade inflamatória [126].

No entanto, no nosso estudo, um nível elevado de D-dímero foi associado a um desfecho desfavorável da doença (OR=2,27; p=0,007).

Foram encontrados níveis elevados de creatinina no sangue em 16,6% dos nossos doentes. Percentagens semelhantes têm sido relatadas na literatura [108]. Este comprometimento da função renal tem sido descrito em vários estudos e tem sido explicado por mecanismos diretos e indirectos. De facto, o SARS-CoV-2 entra nas células humanas através da ACE 2, que está presente não só na superfície das células alveolares, mas também na superfície das células renais, levando a danos tubulares e glomerulares. Para além desta ação direta, a tempestade de citocinas, a síndrome de ativação macrofágica e a linfopenia causadas pela desregulação imunitária na COVID-19 podem ser responsáveis pela insuficiência renal aguda. A sépsis, a rabdomiólise e a lesão endotelial são também potenciais mecanismos de insuficiência renal aguda. A hipóxia também pode causar isquémia renal aguda [109]. Malik et al, numa meta-análise que envolveu 3635 doentes, mostraram que o risco de um desfecho desfavorável era 3 vezes maior em doentes com níveis elevados de creatinina na admissão [110]. Do mesmo modo, no estudo de Bayrakci et al, que envolveu 328 doentes hospitalizados numa unidade de cuidados intensivos, a insuficiência renal aguda foi associada a uma elevada taxa de mortalidade (p<0,001) [111]. Os nossos resultados estão de acordo com os relàtados na literatura. A lesão hepática também foi observada em doentes com pneumonia por SARS-CoV-2, nomeadamente em 18,3% dos nossos doentes. Os mecanismos fisiopatológicos foram comparáveis aos incriminados na doença renal. No entanto, a pré-existência de doença hepática crónica e o uso de certos fármacos podem agravar esta condição [112]. Estudos mais recentes têm demonstrado o seu papel no agravamento da doença [113,114]. No nosso estudo, não houve associação entre lesão hepática e mau prognóstico. Os estudos de prognóstico da pneumonia por SARS-CoV-2 também analisaram o impacto da rabdomiólise no prognóstico da doença. Num estudo retrospetivo de 1014 doentes, a CPK elevada foi significativamente associada à deterioração clínica, transferência para os cuidados intensivos e mortalidade [115].

No presente estudo, a sua incidência foi superior (22%) aos valores reportados na literatura: 2,2% no estudo de Geng et al e apenas 0,2% no estudo de Guan et al, mas teve o mesmo valor prognóstico (p<0,001) [65,115].

Tal como os parâmetros biológicos desempenham um papel importante na previsão de maus resultados, os parâmetros radiológicos continuam a ser relevantes para o estudo e têm interesse tanto a nível de diagnóstico como de prognóstico. Assim, os estudos têm procurado demonstrar o valor da tomografia computorizada torácica para fins de diagnóstico. Além disso, oferece um excelente desempenho diagnóstico, com uma sensibilidade que varia entre 60 e 89% e uma especificidade de 24 a 94%. A variabilidade da especificidade entre os estudos foi explicada pelo estádio da doença, pela carga viral, pelo desempenho da RT-PCR, em particular o local da amostra, e pela fiabilidade do teste [116].

As lesões mais caraterísticas da TC na doença pulmonar por SARS-CoV-2 são: lesões em vidro fosco de início precoce, seguidas pelo aparecimento de condensações parenquimatosas, com uma distribuição geralmente bilateral, multilobar e periférica e uma predominância nas regiões posteriores dos pulmões. Outras anomalias têm sido relatadas com menor prevalência, como espessamento septal, bronquiectasias, crazy paving e sinal do halo [117,118]. Nossos resultados concordam com os da literatura quanto à natureza das lesões e sua distribuição.

De acordo com o nosso estudo, a extensão das lesões e o espessamento septal foram considerados dois factores de prognóstico para a pneumonia por SARS-CoV-2. Por outro lado, Rchid, na sua tese envolvendo 67 doentes, mostrou que o envolvimento pulmonar superior a 35% no exame inicial aumentava o risco de morte e de recurso a ventilação mecânica, com um Odds Ratio (OR) de 7,88 [119]. Em associação com o espessamento septal, outras anormalidades foram relatadas por Chang e Li como fatores de mau prognóstico, tais como pavimentação em mosaico, derrame pericárdico e derrame pleural [120,121].

Além disso, alguns autores têm-se concentrado na análise do parênquima pulmonar saudável em vez do parênquima afetado. Esta análise tem a vantagem de ter em conta as anomalias parenquimatosas crónicas, como a fibrose e o enfisema, e de estar correlacionada com a capacidade residual funcional [122,123].

A imagiologia torácica tem também um papel importante a desempenhar no rastreio das complicações tromboembólicas da pneumonia por COVID-19. De facto, o angioscan torácico é o gold standard para confirmar o diagnóstico de embolia pulmonar, que é uma complicação frequente neste contexto. A sua frequência foi de 9% numa série de 4244 doentes internados em unidades de cuidados intensivos por pneumonia grave por SARS-CoV-2 e de 18% na série de Poyiadji et al [124,125]. No nosso estudo, a embolia pulmonar esteve presente em 7,3% dos nossos doentes. No entanto, 11% dos pacientes foram inicialmente colocados em anticoagulação curativa devido à gravidade da doença, sem que se pudesse confirmar ou descartar a presença de embolia pulmonar. Para além da embolia pulmonar, têm sido descritos na literatura casos de tromboses arteriais pouco usuais, como trombos da aorta associados a embolias cerebrais ou periféricas pouco usuais.

Foram observados dois casos semelhantes nos nossos doentes. Apesar da elevada incidência de complicações tromboembólicas na COVID-19, não é efectuada uma TAC torácica sistemática como parte da avaliação inicial. Desde o início da pandemia de COVID-19, foram registados mais de 13 000 ensaios clínicos. Esta investigação e este trabalho clínico permitiram uma melhor compreensão da doença e das suas diferentes fases, bem como a avaliação de várias terapias. No entanto, ainda não está disponível um tratamento antiviral direto eficaz. Por conseguinte, uma estratificação precoce dos doentes permitirá identificar aqueles que têm mais probabilidades de evoluir desfavoravelmente e justificar melhor a hospitalização e o tipo de cuidados necessários.

Neste contexto, vários autores conceberam escalas de prognóstico para prever a mortalidade e/ou a progressão para uma forma grave da doença. Numa revisão sistemática da literatura que incluiu 51 estudos, Waynants et al estudaram 66 modelos, 16 dos quais eram modelos de prognóstico. Estes modelos de prognóstico avaliaram diferentes populações e pareceram ser muito heterogéneos, com muitos vieses potenciais relacionados com o tamanho da amostra. No entanto, alguns elementos foram sistematicamente incluídos nestas pontuações de estratificação: Idade avançada, comorbilidades associadas (obesidade, diabetes), marcadores inflamatórios elevados (NLR, CRP) e a extensão das lesões radiológicas[126]. Na ausência de pontuações de prognóstico validadas para a pneumonia por COVID 19, alguns profissionais de saúde utilizaram escalas de prognóstico validadas para a pneumonia aguda adquirida na comunidade, como a pontuação Fine, a pontuação CURB65 e a pontuação SOFA [127,128]. Na tese de Allouche, que incluiu 170 doentes hospitalizados no Hospital Charles Nicolle em Tunes devido a pneumonia por SARS-CoV-2, uma pontuação CURB65 3 foi significativamente associada à mortalidade [129]. Resultados semelhantes foram registados por Rodriguez-Nava et al [130]. No presente estudo, conseguimos identificar factores de mau prognóstico para a pneumonia por SARS-CoV-2 num estudo multivariado de uma população tunisina. Estes factores incluíam parâmetros clínicos como o sexo masculino e elevadas necessidades de oxigénio na admissão, e parâmetros biológicos como o rácio de neutrófilos para linfócitos. Uma pontuação de prognóstico que tivesse em conta estes 3 factores seria uma ferramenta fácil e rápida que nos poderia ajudar na avaliação inicial da gravidade e orientar-nos na gestão terapêutica.

CONCLUSÕES

Desde o seu aparecimento em dezembro de 2019, a COVID-19 provocou uma epidemia mundial, com um número total de casos infetados superior a 450 milhões e uma mortalidade estimada entre 2% e 3%, de acordo com as estatísticas da OMS. Constituiu, assim, um problema de saúde mundial.

Em vários países, nomeadamente na Tunísia, os picos da epidemia geraram uma elevada procura de camas hospitalares, principalmente nas unidades de cuidados intensivos. Consequentemente, a identificação precoce de parâmetros clínicos e paraclínicos preditivos de resultados adversos é de grande importância para melhorar os cuidados prestados aos doentes e otimizar a gestão dos recursos.

O objetivo do nosso trabalho foi, portanto, estudar as caraterísticas epidemiológicas, clínicas, biológicas e radiológicas da pneumonia por SARS-CoV-2 e identificar factores preditivos de um desfecho desfavorável.

Para o efeito, realizámos um estudo retrospetivo e descritivo que incluiu 300 doentes admitidos no Serviço de Pneumologia B do Hospital Abderrahmane Mami para tratamento da pneumonia por SARS-CoV-2 entre outubro de 2020 e abril de 2021.

A doença era predominantemente masculina, com um rácio de sexo de 1,38. A idade média dos nossos doentes foi de 65 ± 13 anos.

O tabagismo ativo foi comum nos nossos doentes (44%). As comorbilidades mais comuns foram a hipertensão arterial (45,3%), seguida da diabetes (39,3%), da DPOC (15%) e da doença coronária (12%). Contrariamente à literatura, nenhuma destas comorbilidades foi associada a um mau prognóstico.

A dispneia foi o principal sintoma (85,3%) e a polipneia foi o sinal mais frequente no exame físico (50%).

As anomalias biológicas registadas no hemograma foram linfopenia (71,3%), hiperleucocitose (27%), trombocitopenia (12,3%) e eosinopenia (7,3%). O rácio neutrófilos/linfócitos era superior a 4,9 em 135 doentes (45%). A citólise hepática foi registada em 47% dos doentes. A rabdomiólise foi observada em 23,3% dos doentes. No que respeita à função renal, a insuficiência renal aguda foi identificada em 41 doentes à entrada (13,6). Os níveis de D-dímero eram superiores a 500 ng/mL em 65% dos casos. A TC do tórax revelou lesões em vidro despolido (95,8%), condensações parenquimatosas (67%) e "crazypaving" (13,3%). As lesões radiológicas eram extensas em mais de metade dos casos (57,6%).

A oxigenoterapia foi indicada em todos os doentes hospitalizados, com um caudal médio de 6 litros [1-60]. Dezassete por cento dos doentes tinham uma necessidade de oxigénio de 15 litros na admissão.

A evolução foi favorável em 67% dos doentes, com um tempo médio de internamento de 9,5 ± 6 dias, 84 doentes foram transferidos para a unidade de cuidados intensivos (28%) e 16 doentes faleceram (6%). A complicação mais frequente foi a síndrome de dificuldade respiratória aguda em 97 doentes (32%), seguida da insuficiência renal aguda em 41 doentes (13,6%) e da embolia pulmonar em 22 doentes (7,3%).

Os factores de prognóstico que identificámos através da análise univariada foram o sexo masculino ($p<10^{-3}$), sinais digestivos ($p=0,01$), elevadas necessidades de oxigénio na admissão ($p<10^{-3}$), IMC mais elevado ($p=0,03$), polipneia ($p<10^{-3}$), envolvimento parenquimatoso superior a 50% ($p=0,001$), espessamento septal ($p=0,005$) e vários factores biológicos.Os parâmetros biológicos na admissão associados a um mau prognóstico foram a hiperleucocitose ($p=0,006$), a trombocitopenia ($p=0,013$), a proteína C-reactiva elevada ($p=0,001$), a creatinina sanguínea elevada ($p=0,007$), a relação neutrófilos/linfócitos elevada ($p=0,001$), o d-dímero elevado ($p=0,01$) e a rabdomiólise ($p<0,001$). Estes dados estão de acordo com a literatura, que apresenta estes factores como preditivos de maus resultados na pneumonia por SARS-CoV-2. O estudo multivariado que procurou preditores independentes de maus resultados identificou como factores de risco o sexo masculino (OR=4,5), as necessidades de oxigénio na admissão de 5,5L/min (OR=2,3) e uma relação neutrófilos/linfócitos de 4,9 (OR=1,8). O conhecimento destes factores poderia ajudar os clínicos a definir melhor os doentes com probabilidade de ter um prognóstico desfavorável numa fase precoce da doença, permitindo assim uma abordagem mais orientada e específica para evitar uma má progressão e otimizar a gestão dos recursos médicos. No entanto, as limitações que encontramos na realização deste estudo retrospetivo foram a falta de determinados dados clínicos e/ou biológicos e a natureza monocêntrica do nosso estudo. As perspectivas para este estudo seriam alargar a amostra a uma escala maior, a fim de determinar melhor os factores de prognóstico da COVID-19 na nossa população e estabelecer um índice de prognóstico que inclua esses factores. Isto poderia ajudar a desenvolver diferentes estratégias terapêuticas para uma utilização mais eficiente dos recursos médicos limitados no nosso país. É igualmente interessante realizar estudos de acompanhamento pós-CoVID para determinar os efeitos a longo prazo do SARS-CoV-2 e das suas sequelas em doentes com COVID-19.

REFERÊNCIAS

1. Organização Mundial de Saúde. Doença do coronavírus (COVID-19). [Em linha]. 2020 [citado

12 de abril de 2022]. Disponível em: https://www.who.int/fr/health-topics/health- systems-governance

2. Organização Mundial de Saúde. Relatórios de situação do novo coronavírus (2019-nCoV). [Online]. 2022 [citado 12 de abril de 2022]. Disponível em: https://www.who.int/fr

3. Hu L, Chen S, Fu Y, Gao Z, Long H, Wang JM, et al. Factores de risco associados a resultados clínicos em 323 doentes hospitalizados com COVID-19 em Wuhan, China. Clin Infect Dis. 2020;71(16):2089-98.

4. Richardson S, Hirsch JS, Narasimhan M, Crawford JM, McGinn T, Davidson KW, et al. Apresentando caraterísticas, comorbidades e resultados entre 5700 pacientes hospitalizados com COVID-19 na área da cidade de Nova York. J Am Med Assoc. 2020;323(20):2052-9.

5. Garnier M, Quesnel C, Constantin JM. Doenças pulmonares associadas ao COVID-19. Presse Med. 2021;2(1):14-24.

6. Ministério da Saúde. Atualização da situação na Tunísia. [Em linha]. 2020 [citado 12 de abril de 2022]. Disponível em: http://www.santetunisie.rns.tn/fr/

7. Chen N, Zhou M, Dong X, Qu J, Gong F, Han Y, et al. Caraterísticas epidemiológicas e clínicas de 99 casos de pneumonia por novo coronavírus de 2019 em Wuhan, China: um estudo descritivo. Lancet. 2020;395(10223):507-13.

8. Docherty AB, Harrison EM, Green CA, Hardwick HE, Pius R, Norman L, et al. Caraterísticas de 20 133 pacientes do Reino Unido hospitalizados com covid-19 utilizando o protocolo de caraterização clínica ISARIC da OMS: estudo de coorte observacional prospetivo. Br Med
J. 2020;369:1985.

9. Onder G, Rezza G, Brusaferro S. Taxa de letalidade e caraterísticas dos doentes que morrem em relação à COVID-19 em Itália. J Am Med Assoc. 2020;323(18):1775-6.

10. Revel MP, Parkar AP, Prosch H, Silva M, Sverzellati N, Gleeson F, et al. Pacientes com COVID-19 e o departamento de radiologia - conselhos da sociedade europeia de radiologia (ESR) e da sociedade europeia de imagem torácica (ESTI). Eur Radiol. 2020;30(9):4903-9.

11. Instância Nacional de Avaliação e Acreditação em Saúde. Guia de acompanhamento do paciente suspeito ou confirmado COVID-19. [Em linha]. 2020 [citado 12 de abril de 2022]. Disponível em: https://www.ineas.tn/

12. Ranieri VM, Rubenfeld G, Thompson B, Ferguson N, Caldwell E, Slutsky AS, et al. Síndrome do desconforto respiratório agudo: a definição de Berlim. J Am Med Assoc. 2012;307(23):2526-33.

13. Jiang S, Shi Z, Shu Y, Song J, Gao GF, Tan W, et al. É necessário um nome distinto para o novo coronavírus. Lancet. 2020;395(10228):949.

14. Louhaichi S, Allouche A, Baili H,Jrad S, Radhouani A,Greb D, et al. Caraterísticas dos doentes hospitalizados em pneumologia devido a uma infeção por COVID-19 La tunisie Medicale - 2020 ;98 (04) : 261-265.

15. Khadhraoui M. A epidemia de Covid-19 na Tunísia em números [Online]. 2021 [citado 24 de março de 2022]. Disponível em: https://inkyfada.com/fr/2021/07/06/covid-19-dashboard-tunisie/.

16. Wu Z, McGoogan JM. Caraterísticas e lições importantes do surto da doença coronavírus 2019 (COVID-19) na China: resumo de um relatório de 72.314 casos do centro chinês de controle e prevenção de doenças. J Am Med Assoc. 2020;323(13):1239-42.

17. Zhou F, Yu T, Du R, Fan G, Liu Y, Liu Z, et al. Curso clínico e factores de risco para a mortalidade de adultos internados com COVID-19 em Wuhan, China: um estudo de coorte retrospetivo. Lancet. 2020;395(10229):1054-62.

18. Semenzato L, Botton J, Drouin J, Cuenot F, Weill A, Zureik M. Doenças crónicas, estado de saúde e risco de hospitalização e morte hospitalar por COVID-19 durante a primeira vaga da epidemia em França: um estudo de coorte de 66 milhões de pessoas [Online]. 2021 [citado 27 de março de 2022]. Disponível em: https://resistance-mondiale.com/wp-content/uploads/2021/10/20210723-relatório-epiphare-covid-19-hospitalisation-deces.pdf

19. Pan L, Mu M, Yang P, Sun Y, Wang R, Yan J, et al. Caraterísticas clínicas dos doentes com COVID-19 com sintomas digestivos em Hubei, China: um estudo descritivo, transversal e multicêntrico. Am J Gastroenterol. 2020;115(5):766-73.

20. Jin X, Lian JS, Hu JH, Gao J, Zheng L, Zhang YM, et al. Caraterísticas epidemiológicas, clínicas e virológicas de 74 casos de doença infetada por coronavírus 2019 (COVID-19) com sintomas gastrointestinais. Gut. 2020;69(6):1002-9.

21. Bienvenu LA, Noonan J, Wang X, Peter K. Maior mortalidade de COVID-19 em homens: diferenças sexuais na resposta imune e comorbidades cardiovasculares. Cardiovasc Res. 2020;116(14):2197-206.

22. Mohamed MS, Moulin TC, Schiöth HB. Diferenças sexuais na COVID-19: o papel dos andrógenos na gravidade e progressão da doença. Endocrine. 2021;71(1):3-8.

23. Mjaess G, Karam A, Aoun F, Albisinni S, Roumeguère T. COVID-19 and the male susceptibility: the role of ACE2, TMPRSS2 and the androgen recetor. Prog Urol. 2020;30(10):484-7.

24. Aguilar Pineda JA, Albaghdadi M, Jiang W, Lopez KJV, Del Carpio GD, Valdez BG, et al. Análise estrutural e funcional das hormonas sexuais femininas contra a entrada de células SARS-Cov2. Int J Mol Sci. 2021;22(21):11508.

25. Ding T, Zhang J, Wang T, Cui P, Chen Z, Jiang J, et al. Potencial influência do estado menstrual e das hormonas sexuais na infeção feminina pelo coronavírus 2 da síndrome respiratória aguda grave: um estudo multicêntrico transversal em Wuhan, China. Clin Infect Dis. 2021;72(9):240-8.

26. Liu D, Ding HL, Chen Y, Chen DH, Yang C, Yang LM, et al. Comparação das caraterísticas clínicas e da mortalidade de doentes com COVID-19 grave entre mulheres na pré e pós-menopausa e homens com a mesma idade. Aging. 2021;13(18):21903- 13.

27. Razjouyan J, Helmer DA, Lynch KE, Hanania NA, Klotman PE, Sharafkhaneh A, et al. Estado de fumar e factores associados à mortalidade hospitalar por COVID-19 entre veteranos dos EUA. Nicotine Tob Res. 2022;24(5):785-793.

28. Fakhfakh R, Hsairi M, Maalej M, Achour N. Smoking in Tunisia: behaviour and knowledge (Fumar na Tunísia: comportamento e conhecimentos). Boletim do Órgão Mundial de Saúde. 2002;80(5):350-6.

30. Zhang JJ, Dong X, Cao YY, Yuan YD, Yang YB, Yan YQ. Caraterísticas clínicas de 140 doentes infectados com SARS-CoV-2 em Wuhan, China. Allergy. 2020;75(7):1730- 41.

31. Simons D, Shahab L, Brown J, Perski O. The association of smoking status with SARS-CoV-2 infection, hospitalisation and mortality from COVID-19: a living rapid evidence review with Bayesian meta-analyses (version 7). Addiction. 2021;116(6):1319-68.

32. Huang C, Wang Y, Li X, Ren L, Zhao J, Hu Y, et al. Caraterísticas clínicas dos pacientes infectados com o novo coronavírus de 2019 em Wuhan, China. Lancet. 2020;395(10223):497-506.

33. Zhang JJ, Dong X, Cao YY, Yuan YD, Yang YB, Yan YQ, et al. Caraterísticas clínicas de 140 doentes infectados com SARS-CoV-2 em Wuhan, China. Allergy. 2020;75(7):1730-41.

34. Thomas D, Berlin I. Covid-19 e tabagismo. Arch Mal Coeur Vaiss Pratique. 2021;2021(294):26-9.

35. Farsalinos K, Niaura R, Le Houezec J, Barbouni A, Tsatsakis A, Kouretas D, et al. Editorial: nicotina e SARS-CoV-2: COVID-19 pode ser uma doença do sistema colinérgico nicotínico. Toxicol Rep. 2020;7:658-63.

36. Changeux JP, Amoura Z, Rey FA, Miyara M. Uma hipótese nicotínica para a Covid-19 com implicações preventivas e terapêuticas. C R Biol. 2020;343(1):33-9.

37. Gold MS, Sehayek D, Gabrielli S, Zhang X, McCusker C, Ben Shoshan M. COVID-19 e comorbilidades: uma revisão sistemática e meta-análise. Postgrad Med. 2020;132(8):749-55.

38. Yang J, Zheng Y, Gou X, Pu K, Chen Z, Guo Q, et al. Prevalência de comorbilidades e seus efeitos em doentes infectados com SARS-CoV-2: uma revisão sistemática e meta-análise. Int J Infect Dis. 2020;94:91-5.

39. Pranata R, Lim MA, Huang I, Raharjo SB, Lukito AA. A hipertensão está associada ao aumento da mortalidade e gravidade da doença na pneumonia COVID-19: uma revisão sistemática, meta-análise e meta-regressão. J Renin Angiotensin Aldosterone Syst. 2020;21(2):1470320320926899.

40. Yahia F, Zakhama L, Ben Abdelaziz A. COVID-19 e doenças cardiovasculares. Estudo de revisão de escopo. Tunis Med. 2020;98(4):283-94.

41. Pathangey G, Fadadu PP, Hospodar AR, Abbas AE. Enzima conversora de angiotensina 2 e COVID-19: pacientes, comorbidades e terapias. Am J Physiol Lung Cell Mol Physiol. 2021;320(3):301-30.

42. Cinaud A, Sorbets E, Blachier V, Vallee A, Kretz S, Lelong H, et al. Hipertensão e COVID-19. Presse Med. 2021;2(1):25-32.

43. Lopes RD, Macedo AS, Moll Bernardes RJ, Feldman A, Arruda GS, De Souza AS, et al. Continuação versus suspensão dos inibidores da enzima de conversão da angiotensina e dos bloqueadores dos receptores da angiotensina: Impacto nos resultados adversos em pacientes hospitalizados com síndrome respiratória aguda grave coronavírus 2 (SARS-CoV-2) - o estudo BRACE CORONA. Am Heart J. 2020;226:49-59.

44. Georges JL, Cochet H, Roger G, Ben Jemaa H, Soltani J, Azowa JB, et al. Associação entre hipertensão arterial, tratamentos com inibidores do sistema renina angiotensina e formas graves de COVID-19. Estudo prospetivo francês num único centro. Ann Cardiol Angeiol. 2020;69(5):247-54.

45. Hasan SS, Kow CS, Hadi MA, Zaidi SR, Merchant HA. Mortalidade e gravidade da doença entre pacientes com COVID-19 que recebem inibidores do sistema renina-angiotensina: uma revisão sistemática e meta-análise. Am J Cardiovasc Drugs. 2020;20(6):571-90.

46. Kuba K, Imai Y, Rao S, Gao H, Guo F, Guan B, et al. A crucial role of angiotensin converting enzyme 2 (ACE2) in SARS coronavirus-induced lung injury. Nat Med. 2005;11(8):875-9.

47. Mehra MR, Desai SS, Kuy S, Henry TD, Patel AN. Cardiovascular disease, drug therapy, and mortality in Covid-19 (Doença cardiovascular, terapia medicamentosa e mortalidade na Covid-19). N Engl J Med. 2020;382(25):102.

48. Bouhanick B, Cracowski JL, Faillie JL. Diabetes e COVID-19 [Online]. 2020 [citado 12 de abril de 2022]. Disponível em: https://www.ncbi.nlm.nih.gov/pmc/articles/PMC7194540/

49. Matsushita K, Ding N, Kou M, Hu X, Chen M, Gao Y, et al. A relação entre a gravidade da COVID-19 e as doenças cardiovasculares e os seus factores de risco tradicionais: uma revisão sistemática e uma meta-análise. Glob Heart. 2020;15(1):64.

50. Fadini GP, Morieri ML, Longato E, Avogaro A. Prevalência e impacto da diabetes em pessoas infectadas com SARS-CoV-2. J Endocrinol Invest. 2020;43(6):867-9.

51. Cariou B, Gourdy P, Hadjadj S, Pichelin M, Wargny M. Diabetes e COVID-19: lições do CORONADO. Medicina das Doenças Metabólicas. 2021;15(1):15-23.

52. Damayanthi HT, Prabani KP, Weerasekara I. Factores associados à mortalidade de pessoas idosas com COVID 19: uma revisão sistemática e meta-análise. Gerontol Geriatr Med. 2021;7:23337214211057392.

53. Alqahtani JS, Oyelade T, Aldhahir AM, Alghamdi SM, Almehmadi M, Alqahtani AS, et al. Prevalência, gravidade e mortalidade associadas à DPOC e ao tabagismo em pacientes com COVID-19: uma rápida revisão sistemática e meta-análise. PLoS One. 2020;15(5):e0233147.

54. Feng Y, Ling Y, Bai T, Xie Y, Huang J, Li J, et al. COVID-19 com diferentes gravidades: um estudo multicêntrico de caraterísticas clínicas. Am J Respir Crit Care Med. 2020;201(11):1380-8.

55. Javanmardi F, Keshavarzi A, Akbari A, Emami A, Pirbonyeh N. Prevalência de doenças subjacentes em casos de morte por COVID-19: uma revisão sistemática e meta-análise. PLoS One. 2020;15(10):e0241265.

56. Leung JM, Niikura M, Yang CT, Sin DD. COVID-19 e DPOC. Eur Respir J. 2020;56(2):2002108.

57. Solís P, Carreño H. Fatores de risco de fatalidade e comorbidade COVID-19 entre pacientes diagnosticados no México [Online]. 2020 [citado 12 de abril de 2022]. Disponible sur: https://www.medrxiv.org/content/10.1101/2020.04.21.20074591v1

58. Gao Y dong, Ding M, Dong X, Zhang J jin, Kursat Azkur A, Azkur D, et al. Factores de risco para doentes com COVID-19 graves e em estado crítico: uma revisão. Allergy. 2021;76(2):428-55.

59. Skevaki C, Karsonova A, Karaulov A, Xie M, Renz H. Asthma-associated risk for COVID-19 development. J Allergy Clin Immunol. 2020;146(6):1295-301.

60. Wark PB, Pathinayake PS, Kaiko G, Nichol K, Ali A, Chen L, et al. A expressão da ACE2 está elevada nas células epiteliais das vias respiratórias de indivíduos saudáveis mais velhos e do sexo masculino, mas está reduzida na asma. Respirologia. 2021;26(5):442-51.

61. Carr TF, Kraft M. Asma e atopia no COVID-19: atualizações de 2021. J Allergy Clin Immunol. 2022;149(2):562-4.

62. Williamson EJ, Walker AJ, Bhaskaran K, Bacon S, Bates C, Morton CE, et al. Factores associados à morte relacionada com a COVID-19 utilizando o openSAFELY. Nature. 2020;584(7821):430-6.

63. Hanon S, Brusselle G, Deschampheleire M, Louis R, Michils A, Peché R, et al. COVID-19 e produtos biológicos na asma grave: dados do registo belga de asma grave. Eur Respir J. 2020;56(6):2002857.

64. Antonicelli L, Tontini C, Manzotti G, Ronchi L, Vaghi A, Bini F, et al. A asma grave em adultos não afecta significativamente o resultado da doença COVID-19: resultados do registo italiano de asma grave. Allergy. 2021;76(3):902-5.

65. Guan WJ, Ni Z Y, Hu Y, Liang WH, Ou CQ, He JX, et al. Caraterísticas clínicas da doença do coronavírus 2019 na China. N Engl J Med. 2020;382(18):1708-20.

66. Plaçais L. COVID-19: caraterísticas clínicas, biológicas e radiológicas em adultos, mulheres grávidas e crianças. Uma atualização no coração da pandemia. Rev Med Interne. 2020;41(5):308-18.

67. Luo S, Zhang X, Xu H. Não negligencie os sintomas digestivos em pacientes com nova doença de coronavírus de 2019 (COVID-19). Clin Gastroenterol Hepatol. 2020;18(7):1636-7.

68. Hoffmann M, Kleine Weber H, Schroeder S, Krüger N, Herrler T, Erichsen S, et al. A entrada de células SARS-CoV-2 depende de ACE2 e TMPRSS2 e é bloqueada por um inibidor de protease clinicamente comprovado. Cell. 2020;181(2):271-80.

69. Xiao F, Tang M, Zheng X, Liu Y, Li X, Shan H. Evidência de infeção gastrointestinal pelo SARS-CoV-2. Gastroenterologia. 2020;158(6):1831-3.

70. Tian Y, Rong L, Nian W, He Y. Artigo de revisão: caraterísticas gastrointestinais na COVID-19 e a possibilidade de transmissão fecal. AlimentaçãoPharmacol Ther. 2020;51(9):843-51.

71. Meyiz H, El Jaadi I, Akjay A, Mellouki I. COVID-19 e manifestações digestivas: mecanismos e implicações durante a infeção. J Med Dent Sci. 2021;20(2):10- 4.

72. Yang J, Hu J, Zhu C. Obesidade agrava COVID-19: uma revisão sistemática e meta-análise. J Med Virol. 2021;93(1):257-61.

73. Lighter J, Phillips M, Hochman S, Sterling S, Johnson D, Francois F, et al. A obesidade em pacientes com menos de 60 anos é um fator de risco para a admissão hospitalar por covid-19. Clin Infect Dis. 2020;71(15):896-7.

74. Petrilli CM, Jones SA, Yang J, Rajagopalan H, O'Donnell L, Chernyak Y, et al. Factores associados à admissão hospitalar e doença crítica entre 5279 pessoas com doença por coronavírus 2019 na cidade de Nova Iorque: estudo de coorte prospetivo. Br Med J. 2020;369:1966.

75. Simonnet A, Chetboun M, Poissy J, Raverdy V, Noulette J, Duhamel A, et al. High prevalence of obesity in severe acute respiratory syndrome coronavirus-2 (SARS- CoV-2) requiring invasive mechanical ventilation. Obesity. 2020;28(7):1195-9.

76. Chetboun M, Raverdy V, Labreuche J, Simonnet A, Wallet F, Caussy C, et al. IMC e resultados de pneumonia em pacientes criticamente doentes com COVID-19: um estudo multicêntrico internacional. Obesity. 2021;29(9):1477-86.

77. Czernichow S, Beeker N, Rives Lange C, Guerot E, Diehl J, Katsahian S, et al. Obesidade duplica a mortalidade em pacientes hospitalizados por SARS-CoV-2 em hospitais de Paris, França: um estudo de coorte em 5795 pacientes. Obesity. 2020;28(12):2282-9.

78. Caussy C. Obesidade e infeção por COVID-19: uma ligação perigosa. Medicina das Doenças Metabólicas. 2021;15(3):288-93.

79. Izcovich A, Ragusa MA, Tortosa F, Lavena Marzio MA, Agnoletti C, Bengolea A, et al. Factores prognósticos de gravidade e mortalidade em doentes infectados com COVID-19: uma revisão sistemática. PLoS One. 2020;15(11):e0241955.

80. Breville G, Accorroni A, Allali G, Adler D. Pathophysiology of silent hypoxaemia in Covid-19. Rev Med Suisse. 2021;17(736):831-4.

81. Dhont S, Derom E, Van Braeckel E, Depuydt P, Lambrecht BN. A fisiopatologia da hipoxemia "feliz" em COVID-19. Respir Res. 2020;21(1):198.

82. Gattinoni L, Camporota L, Marini JJ. Fenótipos COVID-19: líderes ou enganosos? Eur Respir J. 2020;56(2):2002195.

83. Cajanding RM. Hipóxia silenciosa na pneumonia COVID-19: estado do conhecimento, fisiopatologia, mecanismos e gestão. AACN Adv Crit Care. 2022;8(1):1-11.

84. Xie J, Covassin N, Fan Z, Singh P, Gao W, Li G, et al. Associação entre hipoxemia e mortalidade em pacientes com COVID-19. Mayo Clin Proc. 2020;95(6):1138-47.

85. Muller M, Bulubas I, Vogel T. Factores de prognóstico na Covid-19. NPG Neurologia, Psiquiatria, Geriatria. 2021;21(125):304-12.

86. Danwang C, Endomba FT, Nkeck JR, Wouna DA, Robert A, Noubiap JJ. Uma meta-análise de potenciais biomarcadores associados à gravidade da doença coronavírus 2019 (COVID-19). Biomark Res. 2020;8:37.

87. Tan L, Wang Q, Zhang D, Ding J, Huang Q, Tang YQ, et al. A linfopenia prevê a gravidade da doença COVID-19: um estudo descritivo e preditivo. Signal Transduct Target Ther. 2020;5(1):33.

88. Lippi G, Plebani M. O papel crítico da medicina laboratorial durante a doença do coronavírus 2019 (COVID-19) e outros surtos virais. Clin Chem Lab Med. 2020;58(7):1063-9.

89. Tsoumbou Bakana G, Traore B, Hassoune S, Nani S. Facteurs biologiques predictifs de formes graves de Covid 19 factores biológicos preditivos das formas graves de Covid 19 [Em linha].2020 [cited12 April 2022]. Disponível em: https://revues.imist.ma/index.php/RMSP/article/view/22644

90. Faria SS, Fernandes PC, Silva MB, Lima VC, Fontes W, Freitas Junior R, et al. A relação neutrófilo/linfócito: uma revisão narrativa. Ecancermedicalscience. 2016;10:702.

91. Lagunas Rangel FA. Razão neutrófilo-linfócito e razão linfócito-proteína C reativa em pacientes com doença grave por coronavírus 2019 (COVID-19): uma meta-análise. J Med Virol. 2020;92(10):1733-4.

92. Meng LB, Yu ZM, Guo P, Wang QQ, Qi RM, Shan MJ, et al. Neutrófilos e razão neutrófilos-linfócitos: marcadores inflamatórios associados à espessura da íntima-média da aterosclerose. Thromb Res. 2018;170:45-52.

93. Huang Z, Fu Z, Huang W, Huang K. Prognostic value of neutrophil-to-lymphocyte ratio in sepsis: a meta-analysis. Am J Emerg Med. 2020;38(3):641-7.

94. Ma A, Cheng J, Yang J, Dong M, Liao X, Kang Y. Razão neutrófilos / linfócitos como biomarcador preditivo para SDRA grave moderada em pacientes com COVID-19 grave. Crit Care. 2020;24(1):288.

95. Tatum D, Taghavi S, Houghton A, Stover J, Toraih E, Duchesne J. Razão neutrófilos-linfócitos e resultados em pacientes com COVID-19 da Louisiana. Shock. 2020;54(5):652-8.

96. Liu Y, Du X, Chen J, Jin Y, Peng L, Wang HX, et al. Rácio neutrófilos/linfócitos como fator de risco independente para a mortalidade em doentes hospitalizados com COVID-19. J Infect. 2020;81(1):6-12.

97. Cai J, Li H, Zhang C, Chen Z, Liu H, Lei F, et al. O rácio neutrófilos/linfócitos determina a eficácia clínica da terapia com corticosteróides em doentes com COVID-19. Cell Metab. 2021;33(2):258-69.

98. Li X, Liu C, Mao Z, Xiao M, Wang L, Qi S, et al. Valores preditivos do rácio neutrófilos/linfócitos na gravidade da doença e mortalidade em doentes com COVID-19: uma revisão sistemática e meta-análise. Crit Care. 2020;24(1):647.

99. Lippi G, Plebani M, Henry BM. A trombocitopenia está associada a infecções graves por coronavírus 2019 (COVID-19): uma meta-análise. Clin Chim Ata. 2020;506:145-8.

100. Mei H, Luo L, Hu Y. Trombocitopenia e trombose em pacientes hospitalizados com COVID-19. J Hematol Oncol. 2020;13(1):161.

101. Smilowitz NR, Kunichoff D, Garshick M, Shah B, Pillinger M, Hochman JS, et al. Proteína C-reativa e resultados clínicos em pacientes com COVID-19. Eur Heart J. 2021;42(23):2270-9.

102. Lippi G, Favaloro EJ. O dímero D está associado à gravidade da doença do coronavírus 2019: uma análise agrupada. Thromb Haemost. 2020;120(5):876-8.

103. Bi X, SU Z, Yan H, Du J, Wang J, Chen L, et al. Previsão de doença grave devido à COVID-19 com base numa análise do rácio inicial de fibrinogénio para albumina e contagem de plaquetas. Platelets. 2020;31(5):674-9.

104. Korkusuz R, Karandere F, Senoglu S, Kocoglu H, Yasar KK. O papel prognóstico do dímero D em pacientes hospitalizados com COVID-19. Bratisl Lek Listy. 2021;122(11):811-

5.

105.Kwaan HC, Mazar AP. Mais sobre a fonte de D-dímero em COVID-19. Thromb Haemost. 2022;122(1):158-9.

106.Zineb EL. Meta-análise da doença COVID 19: factores de risco e valor prognóstico do D-dímero [Dissertação]. Medicina: Rabat: 2019. 62p.

107.Bikdeli B, Madhavan MV, Jimenez D, Chuich T, Dreyfus I, Driggin E, et al. COVID-19 e doença trombótica ou tromboembólica: implicações para a prevenção, terapia antitrombótica e acompanhamento. J Am Coll Cardiol. 2020;75(23):2950-73.

108.Gtowacka M, Lipka S, Mtynarska E, Franczyk B, Rysz J. Lesão renal aguda na COVID-19. Int J Mol Sci. 2021;22(15):8081.

109.Ahmadian E, Hosseiniyan Khatibi SM, Razi Soofiyani S, Abediazar S, Shoja MM, Ardalan M, et al. Covid-19 and kidney injury: pathophysiology and molecular mechanisms. Rev Med Virol. 2021;31(3):e2176.

110.Malik P, Patel U, Mehta D, Patel N, Kelkar R, Akrmah M, et al. Biomarcadores e resultados das hospitalizações por COVID-19: revisão sistemática e meta-análise. BMJ Evid Based Med. 2021;26(3):107-8.

111.Bayrakci N, Özkan G, akaci M, Sedef S, Erdem i, Tuna N, et al. A incidência de lesão renal aguda e sua associação com a mortalidade em pacientes diagnosticados com COVID-19 acompanhados em unidade de terapia intensiva [Online]. 2021 [citado 12 de abril de 2022]. Disponível em: https://www.researchgate.net/profile/Nergiz-Bayrakci/publication/357643595_The_incidence_of acute_kidney_injury_and_its_association_with_mortality_in_patients_diagnosed_with_COVID_-19_followed-up_in_intensive_care_unit/links/61ea5b7f5779d35951c248d7/The-incidence-of-acute-kidney-injury-and-its-association-with-mortality-in-patients-diagnosed-with-COVID-19-followed-up in-intensive-care-unit.pdf

112.Nardo AD, Schneeweiss Gleixner M, Bakail M, Dixon ED, Lax SF, Trauner M. Mecanismos fisiopatológicos de lesão hepática em COVID-19. Liver Int. 2021;41(1):20-32.

113.Metawea MI, Yousif WI, Moheb I. COVID 19 e fígado: uma revisão da literatura A-Z. Dig Liver Dis. 2021;53(2):146-52.

114.Ding ZY, Li GX, Chen L, Shu C, Song J, Wang W, et al. Associação das anomalias hepáticas com a mortalidade hospitalar em doentes com COVID-19. J Hepatol. 2021;74(6):1295-302.

115.Geng Y, Ma Q, Du YS, Peng N, Yang T, Zhang SY, et al. A rabdomiólise está associada à mortalidade intra-hospitalar em pacientes com COVID-19. Shock. 2021;56(3):360-7.

116.Pontone G, Scafuri S, Mancini ME, Agalbato C, Guglielmo M, Baggiano A, et al. Papel da tomografia computadorizada em COVID-19. J Cardiovasc Comput Tomogr.

2021;15(1):27-36.

117.Zhou X, Pu Y, Zhang D, Xia Y, Guan Y, Liu S, et al. Achados de TC e alterações dinâmicas de imagem da COVID-19 em 2908 pacientes: uma revisão sistemática e meta-análise. Ata Radiol. 2022;63(3):291-310.

118.Fields BK, Demirjian NL, Dadgar H, Gholamrezanezhad A. Imagiologia da COVID-19: CT, MRI e PET. Semin Nucl Med. 2021;51(4):312-20.

119.Rchid LM. Valor prognóstico da tomografia computadorizada de tórax em pacientes internados por pneumopatia por COVID 19 [Tese]. Medicina: Marselha; 2020. 55p.

120.Chang MC, Park YK, Kim BO, Park D. Factores de risco para a progressão da doença em doentes com COVID-19. BMC Infect Dis. 2020;20(1):445.

121.Li K, Wu J, Wu F, Guo D, Chen L, Fang Z, et al. As caraterísticas clínicas e de TC de tórax associadas à pneumonia grave e crítica por COVID-19. Invest Radiol. 2020;55(6):327-31.

122.Colombi D, Bodini FC, Petrini M, Maffi G, Morelli N, Milanese G, et al. Pulmão bem aerado na admissão de TC de tórax para prever resultados adversos na pneumonia por COVID-19. Radiologia. 2020;296(2):86-96.

123.Nishiyama A, Kawata N, Yokota H, Sugiura T, Matsumura Y, Higashide T, et al. Um fator preditivo para doentes com síndrome de dificuldade respiratória aguda: CT lung volumetry of the well-aerated region as an automated method. Eur J Radiol. 2020;122:108748.

124.Grupo COVID-ICU em nome da Rede REVA e dos Investigadores COVID-ICU. Caraterísticas clínicas e resultados do dia 90 de 4244 adultos gravemente enfermos com COVID-19: um estudo de coorte prospetivo. Intensive Care Med. 2021;47(1):60-73.

125.Poyiadji N, Cormier P, Patel PY, Hadied MO, Bhargava P, Khanna K, et al. Embolia pulmonar aguda e COVID-19. Radiologia. 2020;297(3):335-8.

126.Wynants L, Van Calster B, Collins GS, Riley RD, Heinze G, Schuit E, et al. Modelos de previsão para diagnóstico e prognóstico de covid-19: revisão sistemática e avaliação crítica. Br Med J. 2020;369:1328.

127.Fan G, Tu C, Zhou F, Liu Z, Wang Y, Song B, et al. Comparação de pontuações de gravidade para pacientes com pneumonia COVID-19: um estudo retrospetivo. Eur Respir J. 2020;56(3):2002113.

128.Satici C, Demirkol MA, Sargin Altunok E, Gursoy B, Alkan M, Kamat S, et al. Desempenho do índice de gravidade da pneumonia e CURB-65 na previsão da mortalidade aos 30 dias em doentes com COVID-19. Int J Infect Dis. 2020;98:84-9.

129.Allouche A. Pneumonia por SARS-CoV-2. Factores preditivos de gravidade [Tese]. Medicina: Tunis; 2022. 60p.].

130.RodriguezNava G, Yanez Bello MA, TrellesGarcia DP, Chung CW, Friedman HJ, Hines DW. Desempenho do índice de gravidade COVID-19 rápido e da escala de gravidade respiratória bresciaCOVID em pacientes hospitalizados com COVID-19 em um ambiente de hospital comunitário. Int J Infect Dis. 2021;102:571-6.

APÊNDICES

Apêndice 1: Índice de massa corporal

IMC (kg/ m2)	Interpretação
Menos de 18,5	Leanness
18,5 à 25	Peso normal
25 à 30	Excesso de peso
30 à 35	Obesidade moderada
35 à 40	Obesidade grave
40 e mais	Obesidade mórbida

Apêndice 2: Formas clínicas da pneumonia por SARS-CoV-2

Forme clinique	Définition	Conduite
Forme asymptomatique	RT-PCR positive sans signes cliniques	Pas d'hospitalisation
Forme mineure	Pas de pneumonie, Toux sèche légère, malaise, céphalées, douleurs musculaires, anosmie, agueusie, pas de dyspnée	Pas d'hospitalisation
Forme modérée	Pneumonie sans signe de sévérité (toux, dyspnée légère, FR < 30 cpm, SpO2 ≥ 94%)	Surveillance rapprochée Hospitalisation en médecine si co-morbidité
Forme sévère	Dyspnée, FR ≥ 30 cpm et/ou SpO2 < 94% à l'air ambiant	Hospitalisation
Forme critique	Détresse vitale, choc, sepsis et/ou défaillance d'organe et/ou la nécessité d'une assistance respiratoire invasive ou non invasive	Hospitalisation en réanimation

Apêndice 3: Síndrome da angústia respiratória aguda: critérios de Berlim

SDRA : définition de Berlin

Syndrome de détresse respiratoire aiguë
Délai de survenue 1 semaine après une agression pulmonaire ou une aggravation respiratoire
Imagerie thoracique (radiographie ou scanner) Opacités bilatérales non expliquées en totalité par des épanchements, atélectasies ou nodules
Origine de l'œdème Défaillance respiratoire pas totalement expliquée par une défaillance cardiaque ou un excès de remplissage (si pas de facteur de risque de SDRA, évaluation objective de la fonction cardiaque ex : échocardiographie)
Oxygénation **SDRA léger** 200 mmHg < $PaO_2/FiO_2 \leq$ 300 mmHg avec PEEP ou CPAP ≥ 5 cmH_2O
SDRA modéré 100 mmHg < $PaO_2/FiO_2 \leq$ 200 mmHg avec PEEP ≥ 5 cmH_2O
SDRA sévère $PaO_2/FiO_2 \leq$ 100 mmHg avec PEEP ≥ 5 cmH_2O

PEEP : positive end-expiratory pressure
CPAP : continuous positive airway pressure

Apêndice 4: Imagens típicas de TC da pneumonite por COVID-19

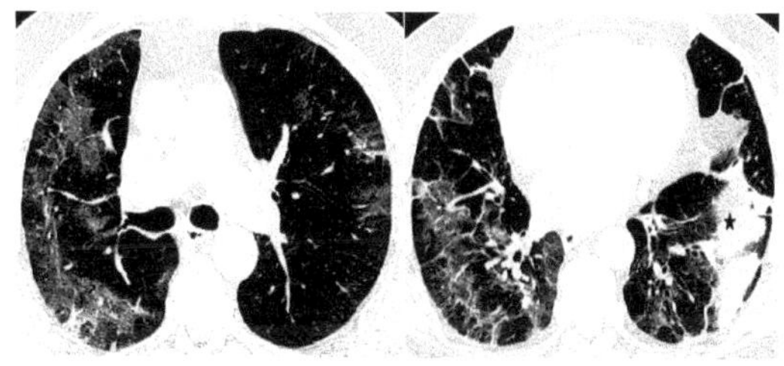

Secções axiais de dois exames ao tórax mostrando imagens em vidro fosco (seta), condensações (estrela) e pavimentação em mosaico (pontas de seta).

Apêndice 5: Diferentes graus de envolvimento na pneumopatia por COVID-19

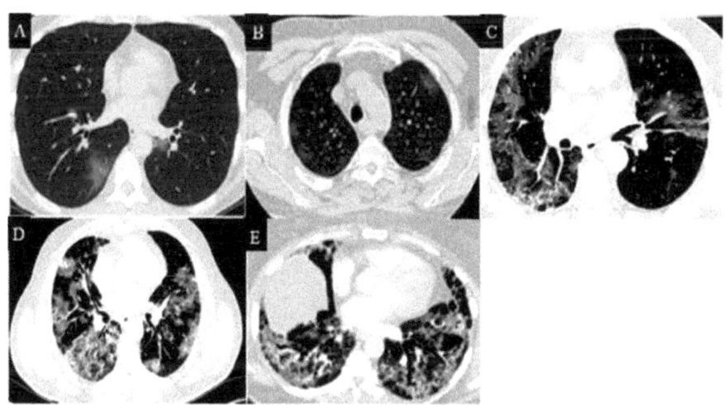

O envolvimento pulmonar é classificado como mínimo <10% (A), moderado 10-25% (B), significativo 25-50% (C), grave 50-75% (D) e crítico >75% (E).

Apêndice 6: Complicações associadas à pneumonia por SARS-CoV-2 observadas na tomografia computorizada torácica

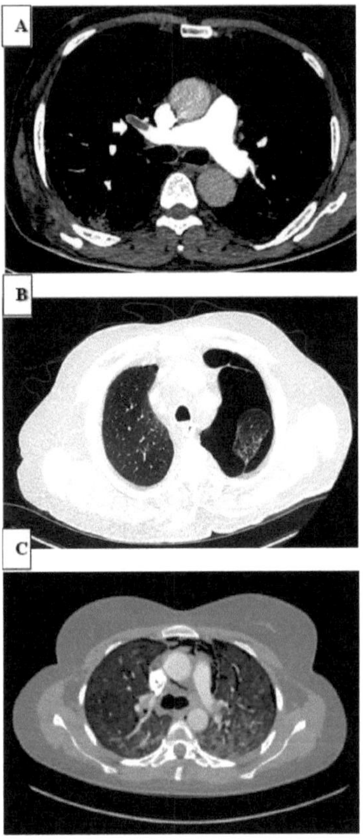

Pneumonia por COVID19 associada a embolia pulmonar direita proximal (A), pneumotórax (B), pneumomediastino (C).

Apêndice 7: Ilustração dos mecanismos de coagulopatia na COVID-19

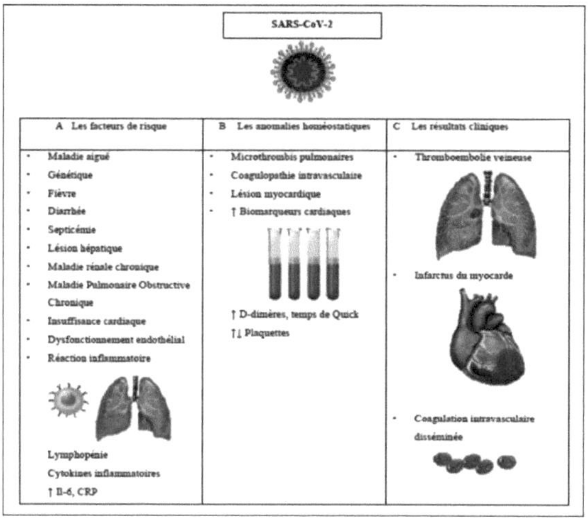

SARS-CoV-2

A Les facteurs de risque	B Les anomalies homéostatiques	C Les résultats cliniques
• Maladie aigué • Génétique • Fièvre • Diarrhée • Septicémie • Lésion hépatique • Maladie rénale chronique • Maladie Pulmonaire Obstructive Chronique • Insuffisance cardiaque • Dysfonctionnement endothélial • Réaction inflammatoire Lymphopénie Cytokines inflammatoires ↑ Il-6, CRP	• Microthrombis pulmonaires • Coagulopathie intravasculaire • Lésion myocardique • ↑ Biomarqueurs cardiaques ↑ D-dimères, temps de Quick ↑↓ Plaquettes	• Thromboembolie veineuse • Infarctus du myocarde • Coagulation intravasculaire disséminée

PNEUMONIA POR SARS-COV-2 NO DEPARTAMENTO PULMONAR: FACTORES PREDITIVOS DA PROGRESSÃO DA DOENÇA

RESUMO

Introdução:

A pneumonia por SARS-CoV-2 é uma doença emergente grave. Mais de 6 milhões de mortes foram registadas pela Organização Mundial de Saúde desde o início da pandemia. A identificação dos factores associados à exacerbação da doença é necessária para melhorar a utilização dos recursos médicos e reduzir a mortalidade. O objetivo do nosso estudo foi avaliar as caraterísticas epidemiológicas, clínicas, biológicas e radiológicas da pneumonia por SARS-CoV-2 em doentes internados num serviço de pneumologia e identificar factores preditivos de uma evolução desfavorável a curto prazo.

Métodos:

Um estudo retrospetivo e descritivo incluindo pacientes hospitalizados no Departamento de Pneumologia B do Hospital Abderrahmane Mami por pneumonia confirmada por SARS-CoV-2 entre outubro de 2020 e abril de 2021.

Resultados:

Foram incluídos 300 doentes com uma idade média de 65±13 anos. A proporção entre os sexos foi de 1,38. O género masculino esteve associado ao agravamento da doença (p <10-^{3}). As comorbilidades mais frequentes foram: hipertensão arterial (45,3%), diabetes (39,9%), doença pulmonar obstrutiva crónica (15%) e doença arterial coronária (12%). As elevadas necessidades de oxigénio na admissão foram associadas a um mau resultado (p <10-^{3}). Os distúrbios biológicos na admissão relacionados com a deterioração clínica foram a hiperleucocitose (p=0,006), a trombocitopenia (p=0,013), a proteína C-reactiva elevada (p <10-^{3}). ^{3}), relação neutrófilos/linfócitos elevada (p=0,001), dímero D elevado (p=0,01), creatinina sanguínea elevada (p=0,007) e rabdomiólise (p <10-^{3}). Na análise multivariada, os factores prognósticos independentes identificados foram: Sexo masculino (OR=4,5; IC95%:2,04-10,1; p=0,001), necessidades de oxigénio na admissão 5,5 L/min (OR=2,3; IC95%:2,1-3,4; p<10-^{3}) e relação neutrófilos/linfócitos4,9 (OR=1,8; IC95%:1,09-3,04; p=0,01).

Conclusão:

O sexo masculino, a necessidade de oxigénio na admissão de 5,5 L/min e o rácio neutrófilos/linfócitos de 4,9 estão associados a um prognóstico mais reservado da pneumonia por SARS-CoV-2. A identificação destes factores de risco, que podem ser facilmente utilizados na prática clínica, poderá ajudar os médicos a identificar precocemente os doentes com pneumonia por SARS-CoV-2 com mau prognóstico e a otimizar a gestão dos recursos médicos.
Palavras-chave: Pneumonia viral, SARS-CoV-2, Gravidade, Fator de risco, Prognóstico

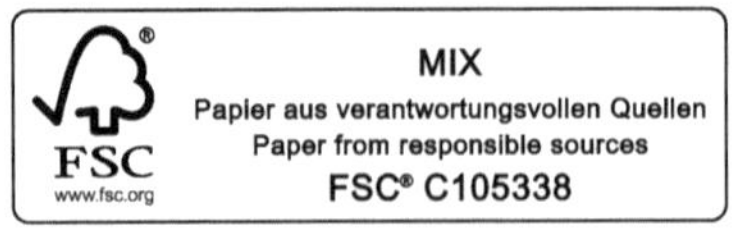

Printed by Books on Demand GmbH, Norderstedt / Germany